ABGESPECKT

10 Gewohnheiten zum Abnehmen

von Jasmin Schindler und Patrick Hundt

Umschlaggestaltung: Jasmin Schindler, Piktogramm in Anlehnung an: Urheber Khoon Lay Gan ©123RF.com.

ISBN: 1533690634

ISBN-13: 978-1533690630

Autoren

Jasmin Schindler und Patrick Hundt schreiben in ihrem Blog Healthy Habits gemeinsam über gesunde Gewohnheiten. Mit ihrer Website helfen dir die beiden, dich gesünder zu ernähren, mehr zu bewegen, emotional wohl zu fühlen und persönlich weiterzuentwickeln. Den Blog erreichst du unter www.healthyhabits.de.

Inhalt

Unser Weg zur gesunden Ernährung

Als Patrick in seiner Jugend schwer übergewichtig war, wusste er nicht, wie er jemals von seinem Gewicht herunterkommen sollte. Hier und da ein wenig auf die Ernährung zu achten und sich ein bisschen mehr zu bewegen, das funktionierte nicht. Er sah für sich nur zwei Möglichkeiten: Weiteressen wie bisher oder eine Radikaldiät. Etwas anderes kam ihm nicht in den Sinn. Eine Diät bedeutete jedoch allerlei Entbehrungen über einen langen Zeitraum. Auch wenn er sich das in guten Momenten immer wieder vornahm, kam bald das Hungergefühl zurück, das jeden Plan zunichtemachte. Daher entschied Patrick sich lange fürs Weiteressen und sammelte immer mehr Hüftgold. Schon im Alter von 16 Jahren hatte er gesundheitliche Beschwerden. Ein Arzt diagnostizierte Bluthochdruck. Fortan nahm Patrick täglich Medikamente ein und war Stammgast beim Hausarzt. Ein Jahr später legte er den Schalter plötzlich um. Wie viel er damals auf die Waage brachte, weiß er nicht mehr genau, aber es dürften zwischen 110 und 120 Kilogramm gewesen sein. Für ein paar Monate reduzierte er seine Kalorienzufuhr deutlich. Ein paar Mal ging er Joggen, doch hauptsächlich hungerte er sich zum Normalgewicht. Diese Diät war kein Zuckerschlecken (im wahrsten Sinne des Wortes), aber immerhin erfolgreich. Erstmals in seinem jugendlichen Leben galt Patrick als schlank. Allerdings hielt der Erfolg nicht lange an. Nachdem er bei seinem Wunschgewicht von weniger als 90 Kilogramm angekommen war, sollte das Hungern ein Ende haben. Er begann wieder mehr zu essen. Überwiegend die gleichen Dinge wie vorher, denn er hatte seine Essgewohnheiten nicht geändert. Er glaubte sich unter Kontrolle zu haben, schließlich war seine Willenskraft bis dahin ausreichend gewesen, um sein Gewicht deutlich zu reduzieren. Doch schon nach wenigen Monaten passten die ersten T-Shirts und Hosen nicht mehr. Im Jahr darauf legte er bei der Bundeswehr noch einmal ordentlich zu. Während der Grundausbildung aß er Süßigkeiten erst zur Stressbewältigung, später aus Langeweile. In den zehn Jahren nach seiner großen Diät aß er nach Lust und Laune, trieb manchmal Sport, aber nie lange am Stück. Sein Gewicht stieg immer weiter an. Das spürte er an seiner Kleidung, die er immer größer kaufen musste. Eine Personenwaage hatte er sich nie zugelegt. Als er der Wahrheit schließlich ins Gesicht sah, wog er 150,6 Kilogramm. Damals war Patrick fast 28 Jahre alt und begann seine zweite große Diät.

Von einem Tag auf den nächsten strich er alle ungesunden Lebensmittel von seinem Speiseplan, aber auch alles andere, was nach Kalorien roch. Er lernte, mit dem Hunger umzugehen und war stolz, wenn er einen Tag mit knurrendem Magen beendete. Außerdem trieb er viel Sport. Anfangs schwitzte er auf dem Crosstrainer, später joggend im Wald sowie beim Basketball und Fußball. Er machte alles, was sofort Kalorien verbrannte. Trotz der Bewegung nahm er nur wenige Kalorien zu sich. Durch diesen Kraftakt nahm Patrick in neun Monaten 60 Kilogramm ab. Er war wieder bei seinem Wunschgewicht von knapp unter 90 Kilogramm angelangt. Dieses Mal aber wollte er den Jojo-Effekt vermeiden. Zwar steigerte er nun seine Energiezufuhr wieder, aber aß deutlich weniger als vor der Diät und zwang sich zu kurzzeitigem Hungern. Manchmal ließ er Mahlzeiten ausfallen, ging hungrig ins Bett und er trieb weiter Sport. Ans Laufen hatte er sich gewöhnt. Fünfmal pro Woche zu Joggen war keine Ausnahme, sondern die Regel. Unter zehn Kilometern lief er nicht los, denn das lohnte sich (gefühlt) nicht. Damals lief er mehrere Halbmarathons, um dem Jojo-Effekt davonzulaufen. Doch es gelang ihm nicht. Er nahm langsam wieder zu: jeden Monat ein paar Hundert Gramm, die sich nach vier Jahren zu 12 Kilogramm summiert hatten. Ein bisschen zu hungern nutzte nichts. Dauerjoggen und Kalorien zählen auch nicht. Als er die 100-Kilogramm-Marke überschritt, sah es so aus, als würde er unweigerlich wieder dick werden. Was er auch tat, zeigte keine Wirkung. Beinahe hätte Patrick sich seinem vermeintlichen Schicksal ergeben, bis er sich intensiver mit seiner Ernährung auseinandersetzte. Vorher hatte er immer nur an der Oberfläche gekratzt, an die falschen Dinge geglaubt, wie Hungern, Kalorienzählen, Ausdauersport. Es waren die Denkweisen gewesen, die fast jeder von uns verinnerlicht hat, vielleicht auch du. Es sind aber auch die Glaubenssätze, die dazu führen, dass 19 von 20 Diäten im Jojo-Effekt enden. Je tiefer Patrick in die Materie eintauchte, desto mehr verstand er, warum er sein Gewicht nicht halten konnte und worauf es bei einer gesunden Ernährung wirklich ankommt. Um seine Erkenntnisse geht es in diesem Buch. Doch bevor wir damit beginnen, möchten wir dir auch von Jasmin erzählen.

Bei Jasmin schlug die Nadel auf der Waage nie so weit nach oben aus wie bei Patrick. Trotzdem hatte sie die meiste Zeit ihres Lebens mit ihrer Figur und ihrem Gewicht zu kämpfen. Es hätten in ihren Augen stets ein paar Kilos weniger sein sollen, denn sie war nie so schlank und zierlich wie Gleichaltrige. Zeitweise wog sie 74 Kilogramm bei einer Körpergröße von 1,71 Metern. Sie war nicht dick, aber eben doch kräftig gebaut. Eine Beschreibung, die nett gemeint war, aber ihre Spuren hinterließ. In Jasmins Kopf wurde aus „kräftig“ nämlich „dick“. Wenn sie heute auf ihr früheres kräftiges Ich zurückblickt, erinnert sie sich an das Unwohlsein, die Gemeinheiten zu Schulzeiten und was sie tat, in der Hoffnung, die Anderen könnten es vielleicht einfach nicht sehen. Die Jungs zogen sie wegen ihrer Oberschenkel auf. Auch die Kommentare von Mädchen waren manchmal gnadenlos. Da Jasmin hauptsächlich vorteilhafte und etwas weiter geschnittene Kleidung trug, sagte eine Freundin eines Tages zu ihr: „Du solltest langsam auch mal etwas Enges anziehen." Für Fotos zog Jasmin den Bauch ein, zupfte an ihrem Oberteil herum, sodass es nochmal günstig fiel. Sie trug nie einen Bikini, sondern immer einen Badeanzug. Der ließ sie (hoffentlich) schlanker wirken. Die 90er Jahre mit dem Trend zu bauchfreien Oberteilen waren eine harte Zeit für sie. Beim Versuch eine Hose zu kaufen trug sie in der Umkleidekabine jedes Mal innere Kämpfe mit sich selbst aus. Letztendlich ging sie tieftraurig und wütend nach Hause. Besonders hasste sie den Trend sich in Freundschaftsalben einzutragen, denn dort gab es stets die Frage nach dem Gewicht. Auch als Steckbriefe im Deutschunterricht dran waren, galt Jasmins erste Sorge dieser Frage. Sollte sie die Zeile einfach frei lassen oder würde das noch mehr Verdacht erregen? Sie wusste, dass sie damals schon deutlich mehr wog als ihre Klassenkameradinnen. Meist ließ sie 10 bis 15 Kilos unter den Tisch fallen und hoffte, dass sich niemand über ihre selbstbewusst geschriebene „35" wundern würde.

Im Alter von 15 Jahren kaufte sie sich Fitness-Zeitschriften, Bücher über Ernährung und begann zu joggen. Zeitweise ging sie drei oder vier Mal in der Woche Joggen – ohne irgendwelche Effekte zu spüren. Von früh bis spät drehten sich ihre Gedanken um ihre Ernährung. Was durfte sie essen, was nicht, und wie viel? Sie probierte einiges aus, um sich ihrem Idealgewicht zu nähern. Mal nahm sie sich vor „ab morgen einfach weniger zu essen", mal wollte sie Kohlenhydrate meiden, mal auf Süßigkeiten verzichten oder am Abend mit leerem Magen ins Bett gehen. Es brachte alles nichts. Während des Studiums und danach ging sie häufig ins Fitnessstudio, was sie jedoch nicht vor Fressattacken bewahrte. Aus Langeweile,

Unzufriedenheit oder anderen Gründen ging sie immer wieder zum Kühlschrank und snackte sich durch den Abend. So mehrten sich die selbstdestruktiven Gedanken in ihrem Kopf und bereiteten den Boden für ein feindliches Selbstbild. Sie hatte wieder einmal nicht durchgehalten, war wieder einmal schwach geworden. Wozu betrieb sie all den Aufwand, wenn doch nichts dabei herauskam? Nicht nur schweres Übergewicht hinterlässt Spuren im Kopf – auch wenige überflüssige Pfunde hatten einen großen Einfluss auf Jasmin. Zwar beschäftigte sie sich schon seit ihrer Jugend mit Sport und Ernährung, doch den richtigen Dreh fand auch sie erst spät heraus. Lange Zeit hatte sie nach einem Trick gesucht und versucht mit Willenskraft gegen die Pfunde anzukommen. Erst im Alter von 25 Jahren fand sie den Weg zu ihrem Wohlfühlgewicht. Dieser Weg beruht auf gesunder Ernährung statt Hungern, Kochen und regelmäßigen Mahlzeiten statt Snacks, intensivem Sport statt häufigem Joggen und gelegentlichem Genuss statt Verboten. Ihre Gedanken drehen sich heute längst nicht mehr so häufig ums Essen. Jasmin hat ihre Gewohnheiten umgestellt. Dadurch klappt vieles wie von allein: ihr Appetit ist gesünder, sie hat weniger Heißhunger und überisst sich seltener, sie isst kaum noch aus den falschen Gründen und hat nach Genussmomenten kein schlechtes Gewissen mehr. Jasmin bekundet heute öfter, dass sie sich erstmals in ihrem Leben wohl in ihrem Körper fühlt. Es hat lange genug gedauert.

In den letzten zwei Jahren haben wir beide unsere Lebensweise umgestellt. Allerdings haben wir nicht von einem Tag auf den nächsten alles auf den Kopf gestellt, sondern nach und nach Kleinigkeiten in unserer Ernährung und auch unserem Sport geändert. Durch diese kleinen Änderungen hatten wir die Chance, sie langfristig als Gewohnheiten zu etablieren. Alles auf einmal zu ändern, hätte nicht geklappt. Jeder Mensch sträubt sich gegen Veränderung. Wir halten gern an Routinen fest. Die Wiederholung eines bewährten Verhaltens ist schließlich nützlich, da wir auf diese Weise nicht ständig neue Entscheidungen treffen müssen. Routinen können uns aber auch schaden, wenn sie ungesund sind und wir an ihnen festhalten, weil das leichter ist, als etwas zu verändern. Diesen Schritt von ungesunden Routinen hin zu gesunden Gewohnheiten haben wir geschafft. Erst danach wurde ein gesundes Leben leicht. Je mehr ein Tag dem anderen gleicht, desto leichter ist es, sich gesund zu ernähren, denn dann haben wir unsere Ernährung und unseren Sport selbst in der Hand und müssen nur das tun, was wir schon gestern und letzte Woche getan haben.

Unsere heutige Lebensweise folgt keinem Trend. Wir ernähren uns weder konsequent „Low Carb" noch „Paleo". Wir brauchen keine Nahrungsergänzungsmittel. Superfoods und grüne Smoothies sind für unser Wohlbefinden nicht notwendig (aber manchmal trotzdem lecker). Wir legen großen Wert auf Ernährung und Bewegung, die alltagstauglich sind. Wir essen Lebensmittel, die in jedem Supermarkt erhältlich sind, und Mahlzeiten, die in vielen Restaurants auf der Speisekarte stehen. Wir treiben Sport, der in jeder Groß- und Kleinstadt, im Zweifel auch allein zu Hause möglich ist. Wir brauchen keine teure Ausrüstung, die nur langfristig herumsteht. Wir wollen uns nicht über die neueste Ernährungsphilosophie belesen und in zwei Wochen den nächsten Trend ausprobieren. Wir mögen es *einfach*. Deshalb sind auch die Inhalte dieses Buchs einfach. Vieles davon hast du vermutlich schon einmal gehört, aber mehr als das, was hier geschrieben steht, brauchst du nicht zu wissen. Darüber hinaus gibt es keine Geheimnisse, keine Tricks und keinen heiligen Gral. Du könntest lediglich dein Wissen über unsere zehn Gewohnheiten noch vertiefen. In den jeweiligen Kapiteln empfehlen wir weiterführende Texte oder Bücher, für den Fall, dass du genauer Bescheid wissen möchtest. Das vorliegende Buch halten wir jedoch kurz. Wir wollen nichts unnötig verkomplizieren oder in die Länge ziehen. In wenigen Stunden hast du es durchgelesen und weißt alles, woran wir in Bezug auf Ernährung und Bewegung glauben. Befolgst du diese Gewohnheiten, wirst du nicht zunehmen. Wenn du bereits übergewichtig bist, wirst du mit dieser Lebensweise abnehmen. Dein Gewicht wird sich im Verlauf der nächsten Wochen und Monate auf einem gesunden Niveau einpendeln. Je konsequenter du diese zehn Gewohnheiten umsetzt, desto näher wirst du deinen Zielen kommen. Davon sind wir überzeugt.

Aber wo ist der Haken? Gibt es nicht immer einen Haken? Ja, den gibt es auch hier. Unsere Gewohnheiten sind zwar einfach – aber nicht leicht umzusetzen. Sonst würde sich jeder daran halten. Alle Menschen wären gesund und schlank. Aber die Umsetzung ist die Herausforderung, nicht das Wissen – ein Grund mehr, dieses Buch kurz und knackig zu halten. Manche Menschen verbringen viel Zeit damit sich auf ihre neue Ernährungsweise vorzubereiten, anstatt sie zu leben. Sie glauben, nur noch ein paar mehr Informationen zu benötigen. Morgen kann es losgehen. So war es auch bei Patrick, der früher oft kurz davor stand eine Diät zu beginnen, und bei Jasmin, die sich vornahm, ab morgen einfach etwas weniger zu essen. Doch wir Menschen verschätzen uns gewaltig bei dem, was wir morgen leisten können. Wir glauben *morgen* die Motivation zu haben, die uns heute noch fehlt, aber morgen ist nicht anders als heute. Du bist der gleiche Mensch. Schokolade schmeckt immer noch gut. Sport ist immer noch unbequem. Daher empfehlen wir, dich nicht noch tagelang zu belesen und Pläne zu schmieden, sondern mit deiner neuen Lebensweise anzufangen, sobald du dieses Buch zur Seite legst. Besser noch beginnst du damit, sobald du das erste Kapitel beendet hast. Es ist die einzige Chance. Morgen hast du schon wieder andere Dinge im Kopf.

Wir beide haben es geschafft, indem wir unsere Ideen immer sofort umgesetzt haben. Nicht alle auf einmal, aber eine nach der anderen. So gelang es uns, neue Gewohnheiten zu etablieren, die wir heute selbstverständlich ausführen. Das heißt nicht, dass wir zu 100 Prozent konsequent sind. Wir ernähren und bewegen uns zu 80 Prozent so, wie wir es in diesem Buch beschreiben. Die 20 Prozent Differenz sind für uns ein Kompromiss der Bequemlichkeit. Würden wir unsere Lebensweise zu 100 Prozent leben, wären wir noch gesünder und schlanker. Daran haben wir keinen Zweifel, aber wir wollen auch realistisch bleiben. Unser Umfeld enthält allerlei Verlockungen, denen wir nicht immer widerstehen können. Deshalb beziehen wir uns oft mit ein, wenn wir in diesem Buch davon schreiben, dass „man" oder „wir" in der Ernährung vieles besser machen könnte. Wir kennen die typischen Laster. Manchmal ist es im Zusammenleben mit anderen Menschen sogar notwendig, Kompromisse einzugehen, denn nicht jeder möchte konsequent gesund leben. Wichtig sind nicht die Ausnahmen, sondern die Dinge, die wir an den meisten Tagen machen – die Gewohnheiten. Lass uns gleich mit der ersten Gewohnheit loslegen. Aus unserer Sicht ist sie der größte Hebel auf dem Weg zu einer gesunden Ernährung.

1. Trinke Wasser statt Zucker

Wer trinkt heute noch hauptsächlich Wasser? Viele Menschen trinken Wasser nur noch, wenn sie gerade nichts anderes zur Hand haben. Manche haben sich Wasser vollkommen abgewöhnt. Wir Menschen haben es geschafft, unseren Durst gänzlich ohne Wasser zu stillen. In einem Supermarkt finden wir volle Getränkeregale – ein Schlaraffenland aus Limonaden, Fruchtsäften, Eistees, Sirups, Milchshakes, Energy Drinks, Kaffee-Mix-Getränken und Alkoholika. Diese Getränke enthalten viele Zusätze und Kalorien, die hauptsächlich aus Zucker und Alkohol stammen. Die folgende Übersicht soll dir verdeutlichen, wie viel Zucker gängige Getränke enthalten:

- Coca Cola: 10,6%
- Beckers bester Apfelsinensaft: 8,8%
- Lipton Eistee Pfirsich: 6,8%
- Innocent Smoothie Mango & Maracuja: 11%
- Red Bull: 11%
- Müllermilch Schoko: 11,6%

Vielleicht klingt 10 Prozent Zucker harmlos? Viele süße Speisen enthalten deutlich mehr Zucker. Wenn wir aber berücksichtigen, dass wir deutlich mehr trinken, als wir essen, relativiert sich das Verhältnis. Wer jeden Tag zwei Liter Flüssigkeit mit 10 Prozent Zuckergehalt trinkt, nimmt allein über die Getränke 200 Gramm Zucker auf. Das sind 175 Gramm mehr, als die WHO für eine gesunde Ernährung empfiehlt. Sicher, das ist ein extremes Beispiel, doch der durchschnittliche Deutsche nimmt ein Drittel seines Zuckerkonsums über Getränke zu sich. Das sind etwa 33 Gramm Zucker, die wiederum einen Energiegehalt von 120 Kalorien haben – pro Tag. In einem Jahr addieren sich die Kalorien aus Getränken auf 43.200 Kalorien – oder umgerechnet etwa sechs Kilogramm Körperfett. Alkoholische Getränke sind hier noch nicht eingerechnet. Diese überflüssigen Kalorien aus Getränken tragen nicht einmal zur Sättigung bei. Im Gegenteil: Wenn wir vor einer Mahlzeit ein süßes Getränk trinken, regt der darin enthaltene Zucker unseren Appetit an, wodurch wir anschließend mehr essen, als wenn wir nichts getrunken hätten. Das betrifft übrigens auch Light-Getränke, von denen wir deshalb ebenfalls abraten. Die meisten Menschen könnten ihre Kalorienzufuhr und ihren Zuckerkonsum deutlich senken, indem sie kalorienhaltige Getränke weglassen. So könnten sie entweder mehr essen oder würden das entsprechende Körperfett abbauen. Dafür müssten sie zu der einzigen Flüssigkeit zurückfinden, die unser Körper wirklich braucht: Wasser. Es ist das ultimative echte Lebensmittel mit einer Reihe von Vorteilen – insbesondere, wenn es aus der Leitung kommt:

- Wasser hat keine Kalorien. Wir können so viel Wasser trinken, wie wir wollen. Im Gegensatz zu gesüßten Getränken macht Wasser nicht hungriger. Ein kleines Hungergefühl können wir mit einem Glas Wasser vorübergehend stillen und wenn wir vor oder während des Essens Wasser trinken, sind wir schneller satt.
- Wasser ist unschlagbar günstig. Schon im Supermarkt ist es preiswert, noch viel billiger kommt es aus der Leitung. Manche Menschen können sich an Wasser aus der Leitung nicht gewöhnen, dabei ist Leitungswasser das am strengsten kontrollierte Lebensmittel in Deutschland. Die erlaubten Schadstoffgrenzen sind geringer als bei anderen

Lebensmitteln. Wenn du dennoch Bedenken hast, kannst du für weniger als 20 Euro einen Wasserfilter kaufen. In diese kannst du Leitungswasser einfüllen und Sekunden später gefiltert entnehmen.

- Wasser ist immer und überall verfügbar. Egal wo wir sind, wir können stets darauf zugreifen. Aus der Leitung entnommen müssen wir es nicht einmal in Kisten nach Hause schleppen. Es wird bis zum Wasserhahn geliefert.
- Wasser schont die Zähne. Mit keinem anderen Getränk kommen unsere Zähne so gut zurecht wie mit Wasser.
- Wasser löscht den Durst wirklich – im Gegensatz zu zuckerhaltigen Getränken, von denen wir nur immer noch mehr trinken wollen.

Es gibt kein einziges Argument gegen Wasser. Egal, welchem Experten du glaubst oder welcher Ernährungsphilosophie du anhängst: Wasser ist mit allem vereinbar. Niemand wird dir davon abraten Wasser zu trinken. Falls du glaubst, du *brauchst* deine Cola oder deinen Fruchtsaft, um dich wohl zu fühlen: Nein, die brauchst du nicht. Dein Körper hat sich lediglich an den Zucker gewöhnt. Er verhält sich wie bei einer Sucht, deshalb sprechen wir auch von der Zuckersucht. Dieses Verlangen nach Zucker kannst du dir jedoch abgewöhnen, denn was du wirklich *brauchst*, ist Wasser.

Gehört hast du das vermutlich schon häufiger, doch geholfen hat es bisher wahrscheinlich wenig. Kein Wunder, denn die meisten Ratgeber enden an dieser Stelle. Sie vernachlässigen die Schwierigkeiten beim Umstieg auf Wasser. Vielleicht sträubt sich schon alles in dir, es kommt dir unendlich langweilig vor. So hätte Patrick früher auch gedacht. Aber das ist Unsinn! Lass uns darauf eingehen, wie du es dir zur selbstverständlichen Gewohnheit machst, mehr Wasser zu trinken.

Das folgende Vorgehen können wir wärmstens empfehlen, denn so kam Patrick vor einigen Jahren von den süßen Getränken los: Schreibe alle Getränke, die du ab sofort nicht mehr trinken möchtest, untereinander auf einen Zettel. Wenn du bis heute Abend durchhältst, setze hinter jedes Getränk ein Häkchen. Morgen setzt du im Erfolgsfall das nächste Häkchen. Nach einigen Tagen entsteht eine Reihe, die dich stolz macht. Du wirst sie nicht mehr reißen wollen. Verlass dich aber nicht nur auf deine Liste, sondern mach dir das Leben leichter, indem du alle „verbotenen" Getränke aus deinem Haushalt verbannst. Auch das ist ein Tipp aus eigener Erfahrung. Abgewöhnen können wir uns ungesunde Lebensmittel nur dann, wenn sie nicht vor unserer Nase stehen. Kippe die süßen Getränke in den Abfluss oder verschenke sie an Familie, Freunde oder Nachbarn. Außerdem solltest du dir vornehmen, solche Getränke nicht mehr zu kaufen. Im Supermarkt machst du einen großen Bogen um die Getränkeabteilung, denn dort hast du nichts mehr zu suchen. Falls du nicht komplett verzichten möchtest – z. B. auf Alkoholika – gönne dir ein paar Ausnahmen. Wir empfehlen allerdings, diese genau zu definieren. Konkrete Regeln machen das Leben leichter. Entscheide selbst, in welcher Situation und in welchen Mengen du noch zu kalorienhaltigen Getränken greifen möchtest.

Nun haben wir uns genug mit den süßen Getränken beschäftigt. Lass uns zur neuen Gewohnheit kommen: dem Wassertrinken. Der wichtigste Grund, weshalb sich viele Menschen vor Wasser scheuen, ist der Geschmack. „Welcher Geschmack", fragst du dich? Ja, genau! Wasser hat keinen Geschmack, aber durch die Vielfalt im Supermarkt sind wir es gewohnt, etwas mit Geschmack zu trinken. Mehr als eine Gewohnheit ist es zwar nicht, aber sie macht uns die Veränderung schwer. Allerdings gibt es dafür eine einfache Lösung: Wir können dem Wasser Obst, Gemüse und Kräuter hinzufügen.

Wie wäre es mit Orangen-, Zitronen-, Limetten-, Pfirsich-, Kiwi- oder Gurkenscheiben? Auch Tiefkühlobst, Minze und Ingwer schmecken gut. Patricks Favorit ist eine Mischung aus Gurke, Zitrone und Minze. In einer gekühlten Karaffe ist das im Sommer sehr erfrischend! Du musst das Wasser nur ein paar Minuten stehenlassen, bis es den Geschmack der Früchte annimmt. Je länger du auf gesüßte Getränke verzichtest, desto intensiver wird dieses Fruchtwasser schmecken. Wir trinken hauptsächlich mit Früchten angereichertes Wasser oder einfach nur Leitungswasser, wenn wir zu faul sind eine Karaffe vorzubereiten.

Trotz der besten Früchte hat auch der größte Wasserfan irgendwann keine Lust mehr auf Wasser. Vor allem im Winter fällt es uns schwer, überwiegend Wasser zu trinken. Dann greifen wir gern auf Tee zurück – ohne Zucker, Honig und Süßstoffe. Wir investieren lieber in etwas hochwertigeren Tee, denn der schmeckt auch ohne Zucker. Im Sommer kannst du den Tee abkühlen lassen und als Eistee trinken. Auch Kaffee ist für uns eine willkommene Abwechslung, die wir ohne Zucker und Zuckerersatz trinken. Falls dir Kaffee ungesüßt nicht schmeckt, hilft es auch hier in ein hochwertigeres Produkt zu investieren.

Um diese Veränderungen schnell zur Regel zu machen, solltest du ab sofort immer Wasser oder Tee griffbereit haben. Selbst gemachtes Fruchtwasser kannst du in einer Flasche selbstverständlich auch mit zur Arbeit oder zum Sport nehmen. Wenn du zunächst nur eine Gewohnheit etablieren möchtest, um abzunehmen, dann fang damit an Wasser zu trinken. Von allen Veränderungen erzielt es die größte und schnellste Wirkung und erfordert vergleichsweise wenig Willenskraft. Wenn du nichts Süßes mehr und auch sonst kaum Kalorien trinkst, wird alles andere wesentlich leichter.

2. Frühstücke herzhaft

Die zweite Gewohnheit zielt ebenfalls darauf ab, deinen Zuckerkonsum zu reduzieren, denn Zucker ist einer der größten Hebel beim Abnehmen. Das haben wir am eigenen Leib erfahren. Erst als wir unseren Zuckerkonsum reduzierten, purzelten die überschüssigen Pfunde. In verschiedenen Büchern und im Rahmen unserer Selbstversuche stellten wir fest, dass wir mit Zucker unser Körpergewicht ziemlich gut steuern können. Zucker ist ein Gift, das uns nicht sofort nach einer Mahlzeit schadet, uns aber nach vielen hundert Mahlzeiten dick und krank macht. Es ist folglich kein akutes, sondern ein chronisches Gift. So bezeichnet es Dr. Robert Lustig, der sich beruflich mit den Folgen des Zuckerkonsums auseinandersetzt. Das Thema ist so wichtig, dass wir allein über die Zuckersucht ein Buch geschrieben haben. Es nennt sich „Ausgezuckert – Wie du vom Zucker loskommst“. Wenn du mehr dazu wissen möchtest, was Zucker in unserem Körper anrichtet, weshalb wir so schwer von ihm loskommen und wie es dir im Alltag dennoch gelingen kann, legen wir dir „Ausgezuckert“ ans Herz.

Im vorliegenden Buch würden Details über die Zuckersucht zu weit führen. Wir konzentrieren uns bewusst auf zehn alltagstaugliche Gewohnheiten, von denen einige mit Zucker zu tun haben. Besonders wichtig ist dabei das Frühstück. Für viele Menschen ist es die süßeste Mahlzeit des Tages – das kennen wir von uns selbst. Patrick aß früher süße Kellog's-Produkte, Brötchen mit Marmelade, Honig und Schokoaufstrich. An Wochenenden gab es dazu eine Tasse Kakao oder einen Cappuccino mit mehreren Löffeln Zucker. Süßer hätte es nicht sein können. Der Zuckeranteil in Marmelade beträgt oft mehr als 50 Prozent. Nutella enthält 55,9 Prozent Zucker, der

Rest ist überwiegend Fett. Selbst wenn Patrick ausnahmsweise eine Schale Müsli mit Milch aß, war diese weit ungesünder als vermutet. Fertige Müslimischungen aus dem Supermarkt enthalten meist viel Zucker: die „Vitalis Knusper Plus Nussmischung“ von Dr. Oetker beispielsweise 20,7 Prozent Zucker, das Kölln Müsli „Weiße Schokolade Mandel“ sogar 25,8 Prozent. Demzufolge ist ein Viertel des gesamten Packungsinhalts nichts als Zucker. Bei Cornflakes sieht es noch schlimmer aus: „Frosties“ von Kellogg's besteht zu 37 Prozent aus Zucker.

Ein süßes Frühstück ist für die meisten Menschen normal und kaum anders vorstellbar. Es ist aber auch einer der wesentlichen Gründe dafür, warum wir immer dicker werden, denn die süßen Industrieprodukte enthalten so viel Energie, dass wir davon immer zu viel essen. Zwar empfehlen die Hersteller auf den Verpackungen eine Portionsgröße (z. B. 30 Gramm Cornflakes), aber ein erwachsener Mensch braucht das Vielfache davon, um seinen Hunger zu stillen. Aber egal, wie viel man davon isst, richtig satt wird man von diesen Zuckerbomben sowieso nicht. Die leicht verdaulichen Kohlenhydrate des Zuckers lassen den Blutzuckerspiegel in die Höhe schnellen und genauso zügig wieder abfallen. In diesem Moment kommt der Hunger zurück, lange bevor es Zeit fürs Mittagessen ist. Auch die Lust auf weiteren Zucker kehrt im Verlauf des Tages immer wieder zurück, weil man seinen Körper schon am frühen Morgen auf Zucker eingestellt hat. Deshalb macht dir ein süßes Frühstück das Leben unnötig schwer.

Wir machen uns das Leben gern leichter und verzichten deshalb seit Jahren auf ein süßes Frühstück. Das heißt nicht, dass wir weniger essen oder hungern. Im Gegenteil: Wir essen gut und viel, sodass wir bis zum Mittagessen satt bleiben. Auch ohne Zucker ist das Frühstück für uns die beste Mahlzeit des Tages geblieben. Aus eigener Erfahrung ist die Umstellung nur in den ersten Tagen eine Überwindung, wird aber schon bald leichter. Entscheidend sind Alternativen, die ebenfalls gut schmecken, und die Zeit zu investieren, die eine gesunde Mahlzeit erfordert. Der Zeitfaktor wird dir in diesem Buch immer wieder begegnen. Du wirst möglicherweise mehrmals sagen: „Aber dafür habe ich keine Zeit“. Wir wissen, dass das heutzutage schwer ist. Doch wer keine Zeit für seine Gesundheit aufbringen kann, wofür soll derjenige überhaupt noch Zeit haben? Es ist absurd, was wir im Verlauf eines Tages alles machen, während uns die Ernährung nur wenige Minuten kosten darf.

Lass uns mal anschauen, wie ein Frühstück ohne Zucker aussehen kann, das trotzdem gut schmeckt und nicht viel Zeit verschlingt. Um dich nicht unnötig in Versuchung zu führen, solltest du vorab wieder alles Süße aus deinem Haushalt verbannen. Befreie deine Vorratsschränke von gezuckertem Müsli, Cornflakes, Schokoaufstrich, Marmelade und anderen Produkten, die zugesetzten Zucker enthalten. Schmeiße am besten alles weg oder überlege dir eine andere Lösung, aber iss es nicht auf. Sich gesund ernähren zu wollen, aber noch schnell die süßen Reste verputzen – das passt nicht zusammen. Ohne Vorräte wird es leichter auf ein süßes Frühstück zu verzichten. Dann *musst* du dich um Alternativen kümmern. Wir haben genug andere Lebensmittel vorrätig, mit denen wir uns morgens ein Frühstück zaubern. Im Folgenden stellen wir dir unsere ungesüßten Frühstücksalternativen vor. Manche davon essen wir als ganze Mahlzeit, andere nur als Beilage. Wie du es machst, wird von deinem morgendlichen Hungergefühl und der verfügbaren Zeit abhängen.

1. Vollkornbrot mit herzhaftem Belag

Wir essen gern Vollkornbrot oder -brötchen, wobei die meisten dunklen Brötchen nicht vollständig aus Vollkornmehl bestehen. Ein Vollkornbrot ist deshalb im Zweifel die bessere

Wahl. Weißmehlprodukte – z. B. Weißbrot, Toastbrot und weiße Brötchen – solltest du gänzlich meiden, da das weiße Mehl kaum gesünder ist als Zucker. Um dieses Thema geht es bei der vierten Gewohnheit, lass uns deshalb an dieser Stelle nur über den Belag sprechen. Wir essen gern Käse. Damit es nicht langweilig wird, probieren wir verschiedene Käsesorten aus. Wir kaufen für gewöhnlich an der Frischetheke im Supermarkt ein, auf dem Wochenmarkt oder in kleinen Spezialgeschäften. Für Fleischesser ist Wurst eine weitere Option. Außerdem gibt es in Supermärkten und Bioläden fertige Aufstriche zu kaufen. Allerdings sind wir bei verarbeiteten Produkten vorsichtig und wählen ein Produkt nur dann, wenn die Zutatenliste überschaubar ist und kein Zucker zugesetzt wurde.

Wir essen ein paar Mal in der Woche Brot oder Brötchen, aber nicht täglich. Getreideprodukte haben einen ungünstigen Einfluss auf den Blutzuckerspiegel. Deshalb sättigen sie nicht so lange und unterstützen die Ablagerung von Energie in den Fettpolstern. Daher solltest du auch immer wieder etwas anderes essen.

2. Ungezuckertes Müsli

Müsli kam in diesem Kapitel bisher schlecht weg, dabei ist es grundsätzlich nicht ungesund. Es wird nur von der Nahrungsmittelindustrie missbraucht, indem man einem gesunden Lebensmittel ungesunde Zusätze beimischt und das Produkt trotzdem als gesund verkauft. Wenn du Müsli essen möchtest, solltest du auf fertige Mischungen aus dem Supermarkt verzichten. Stattdessen kannst du einfache Getreideflocken oder Basismüsli kaufen, das aus Getreideflocken und Nüssen besteht. Beiden wird kein Zucker zugesetzt. Wir empfehlen keine Weizenflocken zu kaufen, sondern auf Hafer- oder Dinkelflocken auszuweichen (mehr dazu später).

Zugegeben, ein Basismüsli ist geschmacklich langweilig. Schon nach dem ersten Frühstück vergeht dir vermutlich die Lust auf Müsli. Aber man kann es schmackhafter machen: Wir fügen den Getreideflocken verschiedene Nüsse sowie frisches Obst und Trockenfrüchte hinzu. Auch speziellere Zutaten wie Chia-Samen, Leinsamen, Kokosflocken, Kakao-Nibs und Zimt sind gute Ergänzungen, die dem Müsli nicht nur geschmacklich auf die Sprünge helfen, sondern auch noch viele Nährstoffe enthalten. Je mehr nahrhafte Zutaten du verwendest, desto geringer kann der Anteil an Getreideflocken in deinem Müsli sein. Bei uns machen die Flocken nur etwa ein Viertel der gesamten Müslimasse aus. Alles zusammen vermengen wir mit einer guten Portion Joghurt, Milch oder einem Milchersatz (Kokos-, Mandel-, Hafer-, Reis-, Sojamilch). Besonders gut schmeckt es uns, wenn wir das Basismüsli bereits eine halbe Stunde vor dem Frühstück (oder am Vorabend) in der Flüssigkeit einweichen. Eine spezielle Variante davon ist das Birchermüsli, das auch ohne Zucker und Honig sehr lecker schmeckt.

Eine Alternative zum Müsli aus Getreideflocken ist ein Low-Carb-Müsli. Dabei ersetzt man die Flocken durch Nüsse, Samen und Kerne. Wir nehmen dafür eine selbst gewählte Mischung aus Walnüssen, Haselnüssen, Mandeln, Cashewkernen, Sonnenblumenkernen und Kürbiskernen und zerkleinern diese mit einem Pürierstab. Dazu geben wir wiederum Obst, Trockenfrüchte und die anderen bereits erwähnten Zutaten. Da Nüsse eine hohe Energiedichte haben und gut sättigen, braucht man davon weniger als von Getreideflocken.

3. Porridge

Aus Haferflocken kann man noch mehr machen als nur Müsli. Wir kochen sie gern in einer Flüssigkeit auf. Das Ergebnis nennt man Porridge oder Haferbrei. Man kann die

Haferflocken in Wasser aufkochen, allerdings schmeckt der Brei dann nach nichts. Etwas leckerer wird er mit Kuh-, Mandel- oder Kokosmilch. Dazu geben wir frisches Obst sowie etwas Salz, Zimt und manchmal auch Nüsse und Trockenfrüchte. Die Zubereitung dauert nur wenige Minuten. Es gibt zahlreiche Variationen, die aus einem vermeintlich langweiligen Gericht wie Haferbrei etwas Leckeres machen, das zudem einige Stunden sättigt. Wer auf Getreide verzichten möchte, kann einen solchen Frühstücksbrei auch aus Quinoa, Chia-Samen oder Buchweizen zubereiten.

Wenn man morgens in Eile ist, kann Porridge zu aufwendig sein, da man den Brei erst einige Minuten kochen muss und dadurch auch noch zusätzlicher Abwasch entsteht. Eine gute Alternative sind deshalb Overnight Oats. Im Grunde handelt es sich dabei um ungekochtes Porridge. Haferflocken weichen nämlich nicht nur beim Kochen auf, sondern auch, wenn man sie für eine Weile in Flüssigkeit einlegt. Für Overnight Oats nimmt man eine Portion Hafer- oder Dinkelflocken und gießt alles mit Milch oder einem Milchersatz auf, bis die Flocken von der Flüssigkeit bedeckt sind. Für einen interessanteren Geschmack geben wir noch etwas Salz, Zimt und einen Löffel Erdnussmus dazu. Die Mischung stellen wir über Nacht in den Kühlschrank. Am nächsten Morgen haben wir eine leckere Mahlzeit, die wir noch mit frischem Obst (z. B. Bananen, Beeren) oder Trockenfrüchten ergänzen.

4. Eier jeder Art

Aus Eiern lässt sich ein gutes Frühstück zubereiten, und zwar in verschiedensten Variationen. Zu Brot und Brötchen gibt es bei uns an manchen Tagen ein gekochtes Ei. Manchmal haben wir auch Appetit auf Rührei. Dann verquirlen wir ein paar Eier zusammen mit einem Schuss Milch, würzen mit Salz und Pfeffer und geben alles in die Pfanne. Nach zwei Minuten ist das Rührei fertig. Über dieses Grundrezept hinaus kannst du verschiedene Zutatcn hinzufügen, wie Tomaten, Champignons, Schinken, Kürbiskerne, Frühlingszwiebeln, geriebene Karotten etc. Deiner Phantasie sind keine Grenzen gesetzt. Die etwas fortgeschrittene Variante ist das Omelette. Auch dieses lässt sich mit unzähligen Zutaten verfeinern.

Zu Eigerichten gibt es bei uns meistens etwas dazu, z. B. Vollkornbrot mit einem herzhaften Belag. Auch Avocados passen gut zu Eiern. Sie ergänzen sich nicht nur geschmacklich. Die Proteine aus dem Ei und das Fett aus der Avocado sättigen nachhaltig und sind gesünder als ein großer Kohlenhydratschub.

5. Gesunder Mix

Leider ist das Frühstück in unserer Gesellschaft hauptsächlich auf Getreide ausgelegt. Das ist nicht ideal. Wer sich bestmöglich ernähren möchte, sollte deshalb die Frühstücksmahlzeit neu denken. Muss es immer Brot oder Müsli sein, nur weil wir es so gelernt haben? In Vietnam essen die Menschen morgens Suppe, in Thailand ein Curry. Aber auch ohne jeden Morgen Suppe löffeln oder ausgiebig kochen zu müssen kannst du dich gesund ernähren, indem du dich aus einer Sammlung gesunder, unverarbeiteter Lebensmittel bedienst. Bei uns gibt es zum Frühstück häufig rohes Gemüse: Karotten, Gurke, Kohlrabi, Radieschen etc. Dazu bereiten wir uns einen leckeren Frischkäse-Dip zu. Dieser gibt dem Gemüse mehr Geschmack und Energie. Ebenfalls gesund, lecker und schnell gemacht sind Tomaten mit Mozzarella. Zusätzlich kannst du eine Avocado aufschneiden und diese mit Salz und Pfeffer würzen. Abrunden kannst du dieses gemischte Frühstück mit einer Handvoll Nüsse – ebenfalls sehr energiehaltig, aber mit wenigen Kohlenhydraten. Nach diesem Frühstück bist du garantiert lange satt und wirst nicht schon nach zwei Stunden wieder vom nächsten Appetit geplagt.

Das sind unsere wichtigsten Frühstücksoptionen, aber natürlich gibt es noch mehr. Du kannst einen Obstsalat mit Joghurt, einen grünen Smoothie oder einen Chia-Pudding zubereiten. Wofür du dich auch entscheidest: Es gibt gute Alternativen zum zuckrigen Frühstück. Du musst sie lediglich ausprobieren und das für dich passende Frühstück entdecken. Es ist wichtig, dass du vernünftig frühstückst. Betrüge dich nicht selbst, indem du süß, aber dafür weniger isst. Das bringt nichts. Du brauchst eine Mahlzeit, die dir Energie gibt und dich bis zum Mittagessen sättigt. Mach es dir daher zur Gewohnheit herzhaft zu frühstücken. Es ist ein ganz wichtiger Hebel für einen schlanken Körper.

Tipp: Bei uns im Blog findest du unter www.healthyhabits.de/rezepte/ unsere Frühstücksrezepte zum Herunterladen als PDF. Wenn du für „Abgespeckt“ eine Rezension bei amazon hinterlässt, erhältst du diese Rezepte als Dankeschön kostenlos von uns. Mehr dazu erfährst du am Ende des Buchs.

3. Koche selbst

„Selbst kochen? Dafür habe ich keine Zeit!“ Vielleicht hast du schon bei den ersten zwei Gewohnheiten vermutet, dass eine gesunde Ernährung bedeutet, frische Lebensmittel selbst zuzubereiten, anstatt auf industriell verarbeitete Produkte zu setzen. Limonaden, Cornflakes & Co. sind genau das: Industrieprodukte. Sie sind es, die unsere Ernährung so sehr durcheinander bringen. Seit immer mehr Lebensmittel in einem stark verarbeiteten Zustand konsumiert werden, nimmt das Übergewicht in unserer Gesellschaft immer weiter zu. In den letzten Jahrzehnten hat sich unsere Ernährung dahingehend dramatisch verschlechtert, aber die Veränderung kam schleichend. Immer mehr frisch zubereitete Mahlzeiten wurden durch Fertiggerichte ersetzt, die man nur noch in der Mikrowelle aufwärmen muss. In einem beliebigen Supermarkt sind die meisten Produkte keine frischen Lebensmittel, sondern industriell produzierte Ware. Am Eingang gibt es Obst, Gemüse und meistens auch Nüsse – die einzigen unverarbeiteten Lebensmittel. Am anderen Ende des Geschäfts findest du gewöhnlich die Fleisch- und Käsetheken mit leicht verarbeiteten Lebensmitteln. Das war es schon. Der Rest ist industriell stark verarbeitete Fertigware. Nicht immer ist sie sofort verzehrfertig, aber mindestens so vor-verarbeitet, dass das ursprüngliche Lebensmittel nicht mehr zu erkennen ist und wir das Produkt zu Hause leicht weiterverarbeiten können. Wenn man es genau nimmt, sind die meisten dieser Produkte keine *echten* Lebensmittel. Sie sind vielmehr Nachahmungen, die wir zufällig auch verdauen können. Die Industrie ist daran interessiert, immer wieder neue Waren auf den Markt zu bringen, denn nur damit verdient sie Geld. Der Profit liegt schließlich nicht in der Kartoffel, sondern in ihrer

Weiterverarbeitung zu Pommes Frites, Kroketten oder Kartoffelchips. Für eine gesunde Ernährung brauchen wir solche Produkte nicht. Wir kaufen sie dennoch, da sie gut schmecken, lange haltbar und bequem zuzubereiten sind.

Die meisten Verbraucher übersehen den Unterschied zwischen einem frischen und einem verarbeiteten Lebensmittel. Dabei sind sie oft grundverschieden. Ob ich ein Lebensmittel in meiner eigenen Küche zubereite oder ob es in einer Fabrik verarbeitet wird, ist ein Unterschied wie Tag und Nacht. Zwar wird uns in der Werbung suggeriert, dass der Pizzabäcker höchstpersönlich die Dr.-Oetker-Pizza in den Ofen schiebt, doch das ist natürlich eine Illusion. In Wirklichkeit sind bei der Pizzaproduktion kaum Menschen involviert. Dafür aber riesige Hallen, Kübel, Förderbänder und Maschinen. Nichts an diesem Prozess hat etwas mit „Kochen" zu tun. Damit diese Art der Zubereitung funktioniert und ein Produkt lange Lieferketten und Wartezeiten übersteht, müssen die verwendeten Lebensmittel grundsätzlich verändert werden. Bei jedem Verarbeitungsschritt verlieren die Lebensmittel Nährstoffe und Ballaststoffe, z. B. bei der Verarbeitung von Vollkorn zu raffiniertem Getreide. Das volle Korn enthält viele Nährstoffe. Das raffinierte Weißmehl hingegen fast gar keine. Dafür ist es länger haltbar und gibt Backwaren eine weichere Textur, wodurch sie angenehmer zu essen und leichter zu verdauen sind. Letzteres ist jedoch kein Vorteil. „Leicht verdaulich" klingt gut, ist aber schlecht. Es deutet auf einen geringen Ballaststoffgehalt hin, was für verarbeitete Lebensmittel üblich ist. Durch die fehlenden Ballaststoffe geht die Energie aus den Lebensmitteln schnell ins Blut (der Blutzuckerspiegel steigt). Als Reaktion darauf produziert die Bauchspeicheldrüse viel Insulin, welches die Energie in die Fettzellen abtransportiert, denn nur diese können schnell so viel Energie aufnehmen. Durch starke Insulinreaktionen werden wir nicht nur dicker, sondern auch schnell wieder hungrig – nämlich sobald der Blutzuckerspiegel sinkt. Dazu trägt auch der Umstand bei, dass verarbeitete Produkte weniger sättigende Nährstoffe enthalten. Somit kommt es zu einer absurden Situation: Mit Fertiggerichten sind wir überfüttert – weil wir viele Kalorien zu uns nehmen – und gleichzeitig schnell wieder hungrig sowie unterernährt, da wir unserem Körper nicht die notwendigen Nährstoffe zuführen. Man spricht in diesem Fall auch von „leeren Kalorien".

Damit ein Fertigprodukt trotz weniger Nährstoffe nach etwas schmeckt, hilft die Industrie mit Zusatzstoffen nach. Häufig handelt es sich dabei um unnatürliche Zusätze, die in unserem Körper nichts zu suchen haben. Fast immer enthalten ist das Alleskönner-Trio Zucker, Fett und Salz. Mit ihrer Hilfe bekommt man in jedes noch so fade Lebensmittel Geschmack hinein. Folglich stammen 83 Prozent unseres Zuckerkonsums aus Fertigware. Beim Salz ist es genauso: Nur 10 Prozent unseres Salzkonsums kommt aus dem Salzstreuer. Der Rest steckt in produzierter Ware. Zu allem Überfluss machen uns Zucker, Fett und Salz auch noch süchtig. Sind in einem Produkt zwei dieser Zutaten in großen Mengen enthalten, können wir kaum die Finger davon lassen. Denken wir an zwei Klassiker: Schokolade und Kartoffelchips. Erstere besteht praktisch nur aus Fett und Zucker, Letztere aus Fett und Salz. Verarbeitete Produkte gehen folglich nicht nur eher in die Fettpolster, sondern wir neigen auch noch dazu, mehr als nötig von ihnen zu essen.

Das alles sind Gründe, weshalb du die Finger von industriell produzierter Ware lassen solltest. Wir möchten an dieser Stelle nicht erschöpfend weit ausholen, sondern uns auf die gesunden Alternativen konzentrieren. Wenn du mehr wissen möchtest, empfehlen wir unser Buch „Esst Echtes Essen!", das im Südwest-Verlag erschienen und im Handel erhältlich ist.

Was du stattdessen essen solltest

Wenn du möglichst unverarbeitete Lebensmittel essen willst, was bedeutet das für den Alltag? Musst du diese Regel konsequent interpretieren und jede Mahlzeit aus frischem Gemüse selbst zubereiten? Aus unserer Sicht wäre das in jedem Fall die gesündeste Ernährung, mit der du unmöglich zunehmen kannst. Wenn du das schaffst, super! Aber wir wollen auch realistisch bleiben. Eine gesunde Ernährung, die niemand auf Dauer durchhalten kann, ist unsinnig. Um ohne Jojo-Effekt abzunehmen, musst du mit der Ernährungsweise dein Gewicht verlieren, mit der du es anschließend halten willst. Das heißt, du kannst nur mit einer Ernährung abnehmen, die du auch dann beibehalten willst, wenn du dein Wunschgewicht erreicht hast. Aber ist es realistisch, jeden Tag drei frische Mahlzeiten zuzubereiten? Wahrscheinlich nicht. Genau wie wir, kannst du bestimmt nicht jeden Tag stundenlang kochen. Der moderne Alltag zwingt uns ein paar Kompromisse auf. Das ist auch in Ordnung. Unserer Erfahrung nach wird man nicht dick, weil man hin und wieder etwas Verarbeitetes isst. So sensibel ist der menschliche Körper auch nicht.

Wir selbst orientieren uns im Alltag an folgenden Vorgaben, ohne diese ganz konsequent einzuhalten: Wir essen möglichst viele unverarbeitete Lebensmittel, die wir selbst zubereiten. Da wir vegetarisch leben, ernähren wir uns hauptsächlich pflanzlich. Für Fleischesser sollte Fleisch nur eine Beilage sein – vor allem, weil auch Tiere in der Massentierhaltung üblicherweise ungesunde Nahrung erhalten. Die Grundlage gesunder Ernährung sind Pflanzen: Obst, Gemüse, Nüsse und Samen. Die erhält man überall in unverarbeitetem Zustand. Der Schwerpunkt sollte auf dem Gemüse liegen, davon können wir unbegrenzt viel zu uns nehmen. Je vielfältiger wir essen, desto besser, denn als Allesfresser brauchen wir Abwechslung. Unsere Lebensmittel kaufen wir oft im Supermarkt ein. Wenn die Zeit es zulässt, gehen wir auch auf Wochenmärkte, zum Gemüsehändler um die Ecke oder in den Bioladen. Wem die Zeit fehlt, der kann auch eine Biokiste bestellen. Wir vermeiden Kioske, Spätshops und Tankstellenshops – dort gibt es nichts Frisches.

Über Obst, Gemüse, Nüsse und Samen hinaus wird es schon schwieriger, vollkommen unverarbeitete Lebensmittel zu finden. Es gibt jedoch einige, die selbst nur schwer herzustellen sind, in der industriellen Verarbeitung aber immerhin mit wenigen Verarbeitungsschritten auskommen. Dazu gehören z. B. Brot, Käse und Naturjoghurt. Diese verzehren wir auch. Je höher der Verarbeitungsgrad von Lebensmitteln ist, desto vorsichtiger werden wir. Wir essen nichts, das unsere Urgroßeltern nicht als Nahrung erkennen würden. Wir essen nichts, das unverderblich ist (ein schlechtes Zeichen!). Wir vermeiden nach Möglichkeit Produkte mit mehr als fünf Zutaten oder mit unbekannten oder unaussprechlichen Zutaten. Wir meiden auch Produkte, denen Zucker zugesetzt wurde. Wir verzehren keine Produkte, die ein Gesundheitsversprechen abgeben oder die mit einer besonderen Zusammensetzung werben, z. B. „wenige Kohlenhydrate". Egal, was ein Produkt verspricht, es ist nie gesünder als ein echtes Lebensmittel. Fast-Food-Restaurants besuchen wir höchst selten. Auch dort gibt es nur produzierte Ware mit wenigen Nährstoffen, aber hohem Kaloriengehalt. Wir gehen entweder in richtige Restaurants oder kochen selbst. Das heißt auch, wir essen nach Möglichkeit nicht in Eile, nicht im Stehen, Gehen oder beim Autofahren. Wir nehmen uns Zeit, für die Zubereitung wie fürs Essen. Das klingt nach einer Menge Regeln, aber sie lassen sich in nur wenigen Worten zusammenfassen, so wie Michael Pollan es in seinem Buch „Lebensmittel" tut: „Essen Sie

Lebensmittel, nicht zu viel und vorwiegend Pflanzen". Nichts ist besser, als die Lebensmittel zu essen, die die Natur für uns vorgesehen hat.

Die große Frage ist, wie wir im Alltag mit dieser Erkenntnis umgehen. Wir können heute schließlich kulinarisch durch den Tag kommen, ohne auch nur einen Finger krumm zu machen. Viele von uns haben ihren Alltag mittlerweile so eingerichtet, dass sie für alles Mögliche Zeit haben, nur nicht fürs Kochen. Dabei ist Kochen eine der großen kulturellen Errungenschaften, die die Menschheit hervorgebracht hat. Wir sind dabei sie zu verlernen, und das ist schade. Nicht nur, dass ein Stück Kultur verloren geht. Auch die gesunde Ernährung bleibt auf der Strecke. Wer nie selbst kocht, weiß am Ende auch nichts über Lebensmittel und deren Qualitätskriterien. In der Hälfte der deutschen Haushalte wird heute nicht oder höchstens zweimal in der Woche gekocht. Dabei ist „Kochen" noch ein schwammiges Wort. Für viele bedeutet es, eine Tütensuppe in Wasser zu erhitzen. Vor allem junge Menschen ersetzen klassische Mahlzeiten heute durch Fertiggerichte und Snacks. Die Zunahme an Single-Haushalten tut ihr Übriges, denn Singles fällt Kochen am schwersten. Doch bei aller Kritik am kulinarischen Zeitgeist können wir nicht behaupten, dass sich die Menschen nicht mehr fürs Kochen interessieren. Irgendetwas zieht sie immer wieder dahin. Deshalb kaufen sie Kochbücher und schauen sich im Fernsehen Kochsendungen an. Nur in ihrem eigenen Haushalt sind sie überfordert oder können sich einfach nicht aufraffen.

Die gute Nachricht ist: es ist nie zu spät, mit dem Kochen zu beginnen. Es ist egal, ob deine Ernährung bisher unterirdisch schlecht ist, jede Verbesserung wird sich positiv auf deine Gesundheit auswirken. Selbst wenn du keinerlei Erfahrungen im Kochen hast – Patrick hat erst jenseits seines 30. Lebensjahrs damit begonnen –, einfache Rezepte werden dir schon beim ersten Versuch gelingen. Beim Kochen muss man nichts „können“. Das Schwierige am Kochen ist lediglich, es zur Routine zu machen, denn wahrscheinlich musst du in deinem Alltag einiges ändern. Du musst nicht nur etwas mehr Zeit aufbringen, sondern deine Mahlzeiten im Voraus planen. Anders als beim Fertiggericht kannst du nicht erst im Supermarkt entscheiden, was du essen wirst. Du kannst auch nicht einfach zu Hause den Schrank öffnen und ein Gericht aufwärmen, das da schon seit Monaten herumsteht, weil es so lange haltbar ist. Wer frisch kocht, braucht frische Lebensmittel.

Mit dieser Planung tun auch wir uns immer wieder schwer, aber wenn wir sie ernst nehmen, klappt’s auch. Zunächst überlegen wir uns, was wir im Verlauf der nächsten Tage kochen wollen. Dafür brauchen wir Inspiration in Form von Rezepten. Schlechte Erfahrungen haben wir mit Kochbüchern und Food-Blogs gemacht. Mit ihnen ist die Rezepteauswahl zwar groß, doch die Autoren wollen sich gegenseitig in ihrer Raffinesse übertreffen, sodass die Rezepte aufwendig zuzubereiten sind und ausgefallene Zutaten enthalten, die es nicht überall zu kaufen gibt. Rezepte in Online-Portalen wie Chefkoch.de sind alltagstauglicher. Dort haben wir über die Jahre viele gute Rezepte gefunden. Allerdings ist die Auswahl dort so groß, dass wir ungern etwas Neues suchen, da wir nicht wissen, wo wir anfangen sollen. Rezepte, die uns gefallen, haben wir für uns abgespeichert und bedienen uns immer wieder an ihnen. Eine Auswahl haben wir für unsere Leser aufbereitet. Unter www.healthyhabits.de/rezepte/ findest du unsere Rezepte für Aufläufe, Suppen, Salate und mehr. Alle Rezepte sind einfach zuzubereiten, kommen mit gängigen Zutaten aus und sind alltagstauglich.

Sobald wir wissen, was wir essen wollen, schreiben wir einen Einkaufszettel basierend auf diesen Rezepten. So wissen wir, was wir beim nächsten Einkauf besorgen müssen. Wer frisch kocht, sollte mindestens einmal – besser aber zweimal in der Woche einkaufen gehen. Der geplante Einkauf ist wichtig, um die Voraussetzungen zum Kochen zu schaffen. Du könntest für jede Woche feste Kochtage festlegen. Manchmal ergeben sie sich von selbst, weil du vielleicht nicht jeden Abend zur freien Verfügung hast. Aber selbst wenn du theoretisch jeden Tag kochen könntest, erhöht ein fester Termin die Wahrscheinlichkeit, dass du wirklich kochst. Falls du einen Partner oder Mitbewohner hast, wäre es sinnvoll entweder zusammen zu kochen oder sich abzuwechseln. Außerdem empfehlen wir, nicht nur für den aktuellen Tag zu kochen, sondern größere Portionen zuzubereiten, sodass du noch mindestens an einem weiteren Tag davon essen kannst.

Wir fassen noch einmal zusammen:

- Einmal in der Woche Rezepte auswählen
- Entscheiden, an welchen Tagen du kochen willst
- Einkaufszettel schreiben und einkaufen gehen
- Mit Partner/Mitbewohner abwechseln
- Mehrere Portionen kochen

Mit diesen Maßnahmen gelingt es uns, mindestens dreimal in der Woche zu kochen und so jeden Tag eine selbst zubereitete Mahlzeit zu essen. Noch häufiger zu kochen wäre besser, aber es muss alltagstaugliche Kompromisse geben. Wem unter der Woche gänzlich die Zeit oder Motivation fehlt, der kann sich diese am Wochenende nehmen und gleich mehrere Mahlzeiten vorkochen. Wie immer gilt: Mach dir deine neue Routine so leicht wie möglich und vermeide alles, was dich vom Kochen abhält.

4. Reduziere Getreideprodukte

Bisher ging es in diesem Buch überwiegend um Zucker. Doch eine andere Gruppe an Lebensmitteln ist in unserem Essen sogar noch präsenter. Die Rede ist vom Getreide. Unsere gesamte Ernährung ist heutzutage auf Getreide ausgelegt, denn es ist billig, lange haltbar und schmeckt gut, wenn man es zu einem essbaren Produkt verarbeitet. Bei jeder Mahlzeit sind die Getreideprodukte jene, die man am einfachsten zubereiten oder schon fertig kaufen kann. Außerdem kann man sie schnell und bequem verzehren – ideal für unterwegs und andere Gelegenheiten, bei denen man sich keine Zeit nehmen möchte. Deshalb ist Mehl vom Frühstück bis zum Abendbrot in unzähligen Produkten enthalten:

- **Frühstück:** Brot, Brötchen, Toastbrot, Knäckebrot, Croissant, Müsli, Cornflakes
- **Mittag- und Abendessen:** Pizza, Pasta, Spätzle, Schupfnudeln, Flammkuchen, Quiche, Pfannkuchen, Grießbrei, Fladenbrot, Reispfanne
- **Fast Food:** Hamburger, Hot Dogs, Döner, Burritos, Wraps, Sandwiches
- **Snacks:** Kekse, Kuchen, Zwieback, Brezeln, Salzstangen, Müsliriegel

Du siehst, in dieser Liste sind Lebensmittel enthalten, die wir alle jeden Tag essen. Deshalb ist es beinahe unmöglich geworden gänzlich auf Getreide zu verzichten. Doch nicht nur das! Getreideprodukte machen in den meisten Mahlzeiten den größten Anteil an den verzehrten Kalorien aus. Brot, Brötchen und Müsli bestehen fast nur aus Getreide, eine Pizza ist zu 90 Prozent Teig und bei Nudelgerichten liegt für gewöhnlich ein Berg Nudeln auf dem Teller, garniert mit etwas Soße und vielleicht einem Hauch von Gemüse. Auch die bereits genannten Snacks bestehen überwiegend aus Mehl.

Unter allen Getreidearten sticht der Weizen heraus, weil er besonders ungesund ist und wir ihn besonders häufig konsumieren. Der heutige Weizen ist nicht mehr der von vor 50 Jahren, geschweige denn der von vor 10.000 Jahren, als die Menschen mit dem Ackerbau begannen. Heute dominiert ein Weichweizen namens *Triticum aestivum* die Äcker der Welt. Dieser wächst unter verschiedenen klimatischen Bedingungen, seine Produktionskosten sind gering und sein Ertrag pro Hektar ist der mit Abstand höchste unter allen Getreidearten. Folglich landet besonders viel Weizen in unserer Küche. Wir Deutsche essen pro Kopf etwa 60 bis 70 Kilogramm Weizenmehl pro Jahr. Dieser optimierte Weizen bietet aufgrund seines hohen Glutenanteils die besten Eigenschaften bei der Weiterverarbeitung, vor allem beim Backen. Dass mit Weizenmehl die meisten Speisen gelingen, macht ihn neben dem hohen Ertrag so beliebt. Allerdings gehen diese Eigenschaften auf Kosten unserer Gesundheit, denn der moderne Weizen enthält nur noch wenige Nährstoffe, dafür umso mehr Gluten, den einige Menschen nicht vertragen. Zu der ungünstigen Züchtung kommt erschwerend hinzu, dass in der Industrie – aber auch in unseren Haushalten – hauptsächlich Weißmehl verwendet wird, bei dem die gesündesten Bestandteile des Getreidekorns ausgesiebt wurden. Weizenmehl gibt es im Supermarkt in verschiedenen Typen: 405, 550, 812, 1050 und 1.600. Die Zahl ist ein Maß für den Mineralstoffgehalt des Mehles. So enthält die Type 405 auf 100 Gramm Mehl durchschnittlich 405 Milligramm an Mineralien. Je höher die Zahl ist, desto mehr von den wertvollen Mineralien, Vitaminen und Ballaststoffen sind im Mehl noch enthalten. Verwendung finden hauptsächlich die Mehltypen mit geringem Nährstoffgehalt, da diese bessere Backeigenschaften aufweisen. Zusammengefasst bedeutet unser Ernährungsverhalten: Wir essen Unmengen an Getreide, davon hauptsächlich den überzüchteten Weizen, von welchem wir wiederum das ungesündeste Mehl verwenden. Das ist ein Problem.

Getreide – vor allem Weizen – im Übermaß kann zu einer Reihe von Erkrankungen führen. Wenn dich das genauer interessiert, könntest du die führenden Bücher „Weizenwampe“ und „Dumm wie Brot“ lesen. An dieser Stelle soll uns jedoch nur der Zusammenhang zwischen Getreide und Übergewicht interessieren. Dieser liegt in den Kohlenhydraten, genauer gesagt in der natürlichen pflanzlichen Stärke bzw. im Amylopektin, dem Hauptbestandteil der Stärke. Dieser sorgt dafür, dass unser Blutzuckerspiegel beim Essen sehr schnell ansteigt. Dadurch schüttet unsere Bauchspeicheldrüse große Mengen Insulin aus, welches wiederum die Energie in unsere Fettzellen transportiert. Je nach Getreideart und Verarbeitungsgrad des Getreides steigt der Blutzuckerspiegel ähnlich schnell an wie bei Zucker. Was schnell ansteigt, sinkt auch schnell ab. Dadurch haben wir schon bald wieder Hunger, am meisten auf weitere Kohlenhydrate. Die Getreidestärke setzt somit einen ungesunden Kreislauf in Gang. Das gilt auch für Vollkornprodukte. Zwar ist das volle Korn nährstoffreicher und lässt den Blutzuckerspiegel langsamer ansteigen als Weißmehlprodukte, aber die Auswirkungen sind auch bei Vollkorn wesentlich dramatischer als bei gesünderen Lebensmitteln wie Gemüse. Deshalb ist Vollkorngetreide *gesünder*, aber nicht *gesund*. Wir könnten auch sagen, es ist weniger ungesund.

Übrigens: Der Amylopektin-Anteil ist nicht nur im Weizen besonders hoch, sondern auch in Mais- und Kartoffelstärke, daher sollte man Weizenmehl im Haushalt nicht durch diese beiden Alternativen ersetzen.

Wie du mit Getreideprodukten umgehen solltest

Auf Getreide zu verzichten ist in unserer Gesellschaft so schwer, weil getreidehaltige Lebensmittel in unserer Ernährung tief verwurzelt sind. Für die meisten Menschen ist es völlig normal, morgens und abends Brot zu essen. Es heißt ja nicht umsonst Abend*brot*. Selbst wenn man seinen eigenen Haushalt im Griff hat, kommt man in Restaurants oder bei Freunden und Verwandten kaum an Getreide vorbei. Aus unserer Sicht ist das auch in Ordnung. Wir empfehlen keinen vollständigen Verzicht, weil wir ihn selbst nicht leben. Anderenfalls könnten wir nur noch eingeschränkt am gesellschaftlichen Leben teilhaben. Aber du solltest zumindest dafür sorgen, dass du Mehlprodukten keinen unnötig großen Raum gibst. Iss sie nur selten, und wenn du sie verzehrst, dann iss diese Lebensmittel als Beilage. Achte darauf, mindestens genauso viele Kalorien aus gesunden Lebensmitteln zu verzehren wie aus Getreide. Wenn du das tust, werden nie viele Kohlenhydrate auf deinem Teller liegen.

Wenn du Getreide isst, vermeide möglichst Weizen. Hierzulande haben wir das Glück, noch aus relativ vielen Alternativen wählen zu können. Wir haben Dinkel, der eng verwandt ist mit dem heutigen Weizen, aber weniger ertragreich ist und daher nicht so oft angebaut wird. Dinkel wurde noch nicht überzüchtet, sodass in Dinkelweißmehl mehr Mineralstoffe und Vitamine als in Weizenweißmehl enthalten sind. Eine weitere Alternative ist Grünkern. Dabei handelt es sich um Dinkel, der frühzeitig geerntet wird. Er schmeckt würziger als Dinkel. Andere Getreidearten sind Roggen, Gerste,

Hirse und Hafer. Laut William Davis, dem Autor von „Weizenwampe", ist Hafer das gesündeste der gängigen Getreidesorten, da es den Blutzuckerspiegel am langsamsten ansteigen lässt. Weniger typisch, aber trotzdem Getreide, sind Mais und Reis. Auch mit ihnen solltest du sparsam umgehen.

Unabhängig davon, welches Getreide du verwendest, solltest du dich immer für Vollkorn entscheiden (auch beim Reis). Das volle Korn ist nicht automatisch gesund, aber gesünder als Produkte aus Weißmehl. Vollkorn bezeichnet das komplett gemahlene Getreidekorn einschließlich den ballaststoffhaltigen Randschichten (Kleie), dem fetthaltigen Keim und dem stärkehaltigen Hauptteil des Korns (Endosperm). Beim Weißmehl hingegen wird nur das Endosperm verwendet, dadurch geht ein Großteil der Ballast- und Mineralstoffe sowie Vitamine verloren. Nur das volle Korn enthält die wirklich hochwertigen Inhaltsstoffe. Dadurch hält es länger satt und wirkt sich günstiger auf den Blutzuckerspiegel aus. Wer daher ein besonders gesundes Mehl kaufen möchte, sollte bei allen Getreidearten immer auf Vollkorn setzen.

Neben Getreide gibt es auch sogenanntes Pseudogetreide. Dieser Begriff wird häufig für Pflanzen verwendet, die nicht zu den Getreidearten zählen, aber ähnliche Eigenschaften aufweisen. Sie sind nicht so ertragreich wie Weizen, Roggen & Co. und eignen sich nicht zum Backen. Deshalb sind sie für die Industrie weniger interessant. Die gebräuchlichen Sorten sind Buchweizen, Amaranth, Quinoa und Chia. Mittlerweile erhältst du sie in jedem größeren Supermarkt. Wie Getreide enthält auch das Pseudogetreide viel Stärke und sollte deshalb in Maßen genossen werden. Ein spezieller Fall sind die Leinsamen: Sie bestehen vollständig aus Proteinen, Ballaststoffen und gesunden Ölen. Leinsamen enthalten keine Kohlenhydrate und haben somit keinen Einfluss auf den Blutzuckerspiegel.

Für einige Anwendungen (z. B. Müsli) sind geschrotete oder gemahlene Leinsamen eine gute Ergänzung.

Fürs Backen gibt es Mehle, die nicht getreideartigen Ursprungs sind. Gängige Mehle sind Kokosmehl, Mandelmehl und Nussmehl. Sie gelten als Low-Carb-Mehle, da sie kaum Kohlenhydrate enthalten. Allerdings sind sie außerordentlich teuer. Ein Kompromiss könnte sein, sie mit anderen Mehlen zu mischen.

Der ideale Umgang mit Getreide auf einen Blick:

- Iss möglichst wenige Getreideprodukte
- Wenn Getreide, dann kein Weizen
- Wähle nach Möglichkeit immer die Vollkorn-Variante
- Verwende im Zweifel lieber Pseudogetreide

So isst du im Alltag weniger Getreide

Da in den meisten verarbeiteten Lebensmitteln Weizen in großen Mengen enthalten ist, kommst du ums Kochen nicht herum. Seit dem letzten Kapitel bist du darauf schon vorbereitet und es bewahrheitet sich auch hier: Wer sich gesund ernähren möchte, muss die meisten Mahlzeiten selbst zubereiten. Dabei solltest du nach Rezepten suchen, die ohne Pasta und andere Sättigungsbeilagen auskommen. Am leichtesten ist das bei Suppen und Salaten. Aber auch einige vollwertige Hauptmahlzeiten kommen ohne kohlenhydrathaltige Beilage aus. Möchtest du auf eine Sättigungsbeilage nicht ganz verzichten, solltest du dem Wort „Beilage“ gerecht werden. Die Nudeln oder der Reis sollten nicht den ganzen Teller füllen und beim Frühstück sollte sich nicht alles ums Brot drehen. Im Idealfall kommt nur ein geringer Teil der Kalorien aus getreidehaltigen Lebensmitteln. Achte darauf, dass du große Mengen Gemüse zubereitest und verwende auch Öle sowie Nüsse und Samen. Sie geben viel Energie, ohne den Blutzuckerspiegel deutlich steigen zu lassen. Mach es dir außerdem zur Gewohnheit, nur noch Vollkornvarianten zu verwenden: Vollkornnudeln, Vollkornreis (auch als Naturreis bezeichnet), Vollkornbrot und Vollkornmehle. Außerdem solltest du deine Sättigungsbeilagen variieren, denn als Allesesser brauchen wir Abwechslung. Nimm deshalb immer mal wieder eine andere Beilage. Neben Vollkornnudeln und -reis gibt es auch Kartoffeln, Quinoa, Bulgur, Hirse, Couscous, Buchweizen und Amaranth. Wir empfehlen, gezielt nach Rezepten mit diesen ungewöhnlicheren Zutaten zu suchen.

Mittlerweile haben wir uns allen drei Hauptmahlzeiten gewidmet. Wenn du die besprochenen Gewohnheiten in deinen Alltag integrierst, bist du auf einem richtig guten Weg, um Körperfett abzubauen. Die meisten Menschen essen allerdings nicht nur dreimal am Tag, sondern genehmigen sich gern einen Snack zwischendurch. Wie du auch solche Zwischenmahlzeiten gesund gestaltest, zeigen wir dir im folgenden Kapitel.

5. Wähle gesunde Snacks

Snacks zwischen den Mahlzeiten sind für die meisten Menschen üblich. Dabei ist unerheblich, ob sie sich überwiegend gesund oder ungesund ernähren. Die Gründe fürs Snacken unterscheiden sich allerdings. Industrielle Lebensmittel mit viel Zucker und Getreide sättigen nur kurzzeitig, weil der Blutzuckerspiegel rasant ansteigt und anschließend wieder abfällt. Der Hunger kommt schnell zurück, oft schon lange vor der nächsten Hauptmahlzeit. Ein Snack ist dann die schnellste Lösung. Die gesunden Lebensmittel, allen voran Gemüse, wirken sich nicht so stark auf den Blutzuckerspiegel aus, allerdings haben sie eine so geringe Energiedichte, dass man auch bei viel Volumen kaum die notwendige Energie erhält. Deshalb müsste man von den gesündesten Lebensmitteln fünf oder sechs Hauptmahlzeiten am Tag essen. Das ist jedoch unpraktisch, daher kann auch hier ein Snack aushelfen. Leider reißen manche Menschen mit den Snacks all die Fortschritte wieder ein, die sie sich mit gesunden Mahlzeiten erarbeitet haben, denn die meisten Snacks sind ungesund. Vor allem bei den stark verarbeiteten Waren wirst du im Supermarkt kaum etwas finden, das sich als gesunder Snack zwischendurch eignet – selbst wenn ein Produkt als gesund beworben wird.

Müsliriegel sind solche Snacks, die einen gesunden Ruf genießen, obwohl sie eine Süßigkeit sind. Der schnelle Energiekick, den sich Menschen von Müsliriegeln versprechen, stammt überwiegend aus dem enthaltenen Zucker. Patrick aß früher häufig die Riegel der Marke Corny, am liebsten die Sorte Schoko-Banane. Dieser Riegel enthält satte 33,3 Prozent Zucker! Das ist nicht ungewöhnlich viel, denn die meisten Müsliriegel aus dem Supermarkt spielen in dieser Liga. Selbst die „zuckerfreien“ Varianten sind kaum besser. Zwar enthalten sie keinen Zucker, dafür aber große Mengen des künstlichen Zuckeraustauschstoffes Maltit. Aus unserer Sicht ist es falsch, den Körper mit künstlichen Stoffen austricksen zu wollen. Besser ist, sich das Verlangen nach Süßem abzugewöhnen.

Neben Müsliriegeln sind auch Frucht-, Milch- und Haselnussschnitten die großen Renner unter den Snacks. Im Kühlregal stehen zudem Snacks wie Fruchtjoghurts, Quarks, Puddings, Götterspeisen und ähnliche Produkte. Aber müssen wir noch erwähnen, dass das alles Süßigkeiten sind? „Monte" von Zott enthält beispielsweise 14,1 Prozent Zucker, der Erdbeerjoghurt von Landliebe ist mit 13 Prozent Zucker dabei. Glaubt man der Werbung, eignen sich diese Snacks für den kleinen Hunger zwischendurch. Dabei wird dank ihnen aus dem kleinen Hunger nur ein noch größerer Hunger, denn Zucker regt den Appetit an! Gerade das wollen wir mit einem Snack ja vermeiden. Mit solchen Süßigkeiten macht man sich die Ernährung kaputt, daher sind sie als tägliche Zwischenmahlzeit ungeeignet. Das Gleiche gilt für die süßen Teilchen vom Bäcker. Sie enthalten große Mengen Getreide und Zucker und könnten folglich kaum ungesünder sein. Dennoch möchten wir nicht behaupten, nie ein Stück Kuchen zu essen. Doch wenn wir es tun, sehen wir es als bewusste Ausnahme, von der wir wissen, dass sie gegenläufig zu unseren langfristigen Zielen ist, uns aber auch nicht gleich umbringen wird. Wichtig ist uns nur, kein So-lala-Teilchen zu essen, sondern etwas, das richtig gut schmeckt. Ungesund ist es sowieso, aber die Ausnahme soll sich wenigstens lohnen.

Auch salzhaltige Snacks sind keine gute Wahl. Tappe nicht in die Falle, einen zuckrigen Snack durch Kartoffelchips oder Salzstangen zu ersetzen. Damit hast du nicht viel gekonnt. Der hohe Fett-Salz-Anteil regt deinen Appetit an und führt ebenfalls zu einem suchtähnlichen Verhalten. Patrick schmecken Kartoffelchips nicht einmal, aber wenn er sich die ersten Chips in den Mund schiebt, kann er trotzdem nicht aufhören. Daher gilt: industriell verarbeitete Snacks mit Zucker, Salz und Fett sind tabu. Nichts an ihnen ist gesund.

Wenn die verarbeiteten Waren nicht als Snack taugen, landen wir automatisch wieder bei den echten Lebensmitteln. Wir ersetzen Süßes am liebsten durch Obst – das enthält auch Zucker, ist aber viel gesünder. Früchte enthalten all die Nährstoffe, die unser Körper braucht und die uns satt machen. Durch die natürlichen Ballaststoffe steigt der Blutzuckerspiegel nur langsam an, sodass weniger Insulin ausgeschüttet wird und die Energie nicht in den Fettpolstern landet. Außerdem macht Obst nicht süchtig, denn in ihm ist zwar Zucker, aber kaum Fett enthalten. Wir haben immer Obst zu Hause. Sobald sich unser Vorrat dem Ende zuneigt, kaufen wir Nachschub. Wir empfehlen auch dir zu Hause und im Büro immer Obst vorrätig zu haben. Es muss für dich wesentlich leichter sein, eine Banane oder einen Apfel zu essen als einen Müsliriegel. Nur dann kann es zur Gewohnheit werden.

Es muss allerdings nicht immer ein süßer Snack sein. Für den kleinen Appetit zwischendurch können wir auch etwas anderes essen. Gemüse ist die mit Abstand gesündeste Wahl. Damit kannst du nie falsch liegen. Überlege dir, welche Gemüsesorten du am liebsten isst, und welche davon du roh verzehren kannst. Die Zubereitung von Snacks darf nicht zu lange dauern. Wir essen z. B. gern Karotten. Ein paar Stück sind schnell gewaschen und ggf. geschält. Wenn wir richtig motiviert sind, schneiden wir sie noch in kleine Sticks. Kannst du dich dazu nicht aufraffen, kauf dir Baby-Karotten im Supermarkt. Auch Gurken, Paprika, Tomaten, Kohlrabi, Radieschen oder Oliven sind gesunde Snacks. Sie alle kannst du ohne Aufwand sofort verzehren und davon so viel essen wie du möchtest. Um sie geschmacklich noch etwas aufzupeppen, kannst du einen Dip dazu nehmen – am besten selbst zubereitet aus Frischkäse, Kräutern und Gewürzen.

Gemüse und Obst sind für uns die besten Snacks, weil sie die ursprünglichsten Lebensmittel sind. Wenn der Hunger etwas größer ist, steht uns der Sinn jedoch nach etwas anderem. Dann essen wir eine kleine Portion Haferflocken mit Milch oder Joghurt. Dazu geben wir gern Trockenfrüchte und Nüsse. Allerdings eignen sich diese beiden Zutaten nur mit Abstrichen als Snack. Trockenfrüchte haben einen hohen Zuckergehalt, manchmal wird sogar noch Zucker zugesetzt, z. B. bei Cranberries. Nüsse hingegen sind sehr fetthaltig und haben dadurch eine hohe Energiedichte. Das allein ist nicht ungesund, aber da sie so klein sind, neigt man dazu, zu viel von ihnen zu essen.

Auch zu einer Scheibe Vollkornbrot greifen wir gern als Snack zwischendurch, solange es nicht zur Regel wird. Das Brot belegen wir mit Käse, bestreichen es mit Frischkäse (am liebsten selbst gemacht), oder mit Hüttenkäse und Kresse – ein Snack-Klassiker. Auch sehr lecker ist Vollkornbrot mit Avocado, Salz und Pfeffer. Einige Käsesorten eignen sich übrigens auch ohne Brot als schnelle Zwischenmahlzeit.

Wer etwas mehr Zeit mitbringt, kann sich seine Snacks auch etwas aufwendiger zubereiten, dadurch werden sie abwechslungsreicher und vielleicht noch schmackhafter. Wir haben beispielsweise mehrmals unsere eigenen Energieriegel gebacken – garantiert ohne zugesetzten Zucker und trotzdem lecker. Unsere Riegel bestehen aus Milchreis, Nüssen und Trockenfrüchten (die dem Riegel eine leichte Süße geben). Das Rezept findest du bei uns im Blog. Eine (süßere) Alternative sind selbst gemachte Energiebällchen. Deren Zusammensetzung ist ähnlich, nämlich Nüsse und Trockenfrüchte, aber du musst sie nicht backen, sondern nur in einer Küchenmaschine zerkleinern und vermengen.

Egal, ob du einen aufwendigen Snack vorbereitest oder einfach isst, was die Natur hergibt: Du solltest immer etwas vorrätig haben. Bringe dich nicht in die Verlegenheit, einen ungesunden Snack kaufen zu müssen, weil du den Hunger nicht mehr aushältst. Hab immer etwas zu Hause und nimm dir tagsüber etwas mit ins Büro – vor allem, wenn du weißt, dass du zum Snacken neigst. Mach dir das Leben auch hier leichter, indem du im Moment des Appetits auf eine gesunde Alternative zurückgreifen kannst. Wir fassen noch einmal zusammen:

- Frisches Obst
- Gemüsesticks
- Walnüsse, Haselnüsse, Erdnüsse, Mandeln, Cashewkerne ...
- Trockenfrüchte
- Zuckerfreies Müsli aus Haferflocken, Nüssen und Trockenfrüchten
- Vollkornbrot mit Käse, Frischkäse oder Avocado
- Ein Stück Hartkäse
- Selbstgemachte Energieriegel oder -bällchen

Versuche möglichst nur zu diesen Snacks zu greifen, bis du deine nächste Mahlzeit isst. Die Snackauswahl klingt überschaubar, aber es handelt sich hier größtenteils um die natürlichsten Lebensmittel im nicht oder wenig verarbeiteten Zustand. So muss Ernährung sein! Verfeinerungen sind immer möglich, wie du an den selbst gebackenen Energieriegeln siehst, aber sie sind mit Aufwand verbunden. Aufwand, den dir Unternehmen mit ihren ungesunden Snacks nur zu gern abnehmen möchten – aber zu welchem Preis?

6. Iss, bis du satt bist (aber nicht mehr)

Ist dir aufgefallen, dass es bisher nur darum ging, was du essen solltest, aber nicht wie viel? Dabei wird häufig behauptet, übergewichtige Menschen würden vor allem zu viel essen. Wenn sie nur ihre Kalorienaufnahme reduzierten, würden die Pfunde schon purzeln. Wir sehen das etwas anders. Aus unserer Sicht ist wichtiger, *was* wir essen. Deshalb handeln die ersten fünf Gewohnheiten genau davon. Würden wir hauptsächlich Gemüse essen, müsste sich niemand Gedanken darum machen, wie viel man essen darf. Unser Körper kann mit den gesündesten Lebensmitteln so gut umgehen, dass er sie nicht in Körperfett umwandelt. Außerdem könnten wir davon gar nicht so viel essen, dass wir jemals an ein Kalorienlimit gelangen würden, denn Gemüse hat eine außerordentlich niedrige Energiedichte. Mit jedem Bissen nehmen wir nur wenig Energie zu uns.

Allerdings essen wir im Alltag nicht nur Grünes. Viele übergewichtige Menschen verzehren vor allem ungesunde Speisen wie Brötchen, Fertigessen und Süßigkeiten. Dazu trinken sie süße Getränke oder Alkohol. Die Qualität dieser Lebensmittel ist so gering, dass man nicht viel davon essen darf. In diesem Fall kommt es doch wieder auf die Menge an. Man kann sagen, je ungesünder ein Lebensmittel ist, desto weniger kann man davon essen ohne dick zu werden.

Deine Ernährung liegt wahrscheinlich irgendwo zwischen diesen beiden Extremen. Sie ist weder zu 100 Prozent gesund, noch vollkommen ungesund. Bei uns ist das genauso. Wir essen nicht nur Grünes, aber auch nicht nur Ungesundes. Wir können folglich nicht von allem unbegrenzt viel essen, sondern müssen uns bei einigen Speisen zurückhalten. Deshalb ist es auch für uns wichtig, auf die Menge zu achten. Dabei hilft es, uns bewusst zu machen, ob wir überhaupt noch Hunger haben, oder ob wir aus anderen Gründen essen. Es ist keineswegs so, dass wir nur dann essen, wenn wir hungrig sind. Da es Nahrung heute im Überfluss gibt und wir dem Essen im Alltag eine hohe Bedeutung einräumen, könnten wir aus unterschiedlichsten Gründen immer wieder und immer mehr essen:

- Es schmeckt sehr gut, also essen wir mehr.
- Der Teller ist noch voll, also essen wir auf.
- Die anderen essen noch, also nehmen wir einen Nachschlag.
- Es ist gerade so gemütlich, da wollen wir nicht aufhören.
- Das Essen ist billig, davon können wir mehr essen.
- Das Gericht war teuer, deshalb müssen wir aufessen.
- Wir wollen nicht unhöflich gegenüber den Gastgebern sein.
- Uns ist langweilig, deshalb snacken wir den ganzen Abend.
- Wir schieben Arbeit auf, indem wir an etwas knabbern.
- Wir ärgern uns und bewältigen den Frust mit einem Snack.
- Wir fühlen uns allein und trösten uns mit dem Essen.

Selten sind wir uns dieser Gründe bewusst. Im Gegenteil, wir essen häufig unbewusst, weil es viel zu aufwendig wäre, alles genau zu durchdenken. Schließlich müssen wir an einem gewöhnlichen Tag etliche Entscheidungen in Bezug auf unser Essen treffen. Laut Brian Wansink, dem Autor von „Essen ohne Sinn und Verstand“ sind es etwa 200 Entscheidungen pro Tag, darunter Fragen wie „Was esse ich heute zum Mittag?“, „Lese ich die Zeitung beim Essen?“, „Esse ich das noch auf?“ oder „Hat Marmelade nicht zu viele Kalorien?“. Natürlich geht uns das nicht alles ständig durch den Kopf. Unser Gehirn kürzt mit Gewohnheiten und unbewusstem Verhalten ab. Wir sind nicht dafür gemacht, nach jedem Bissen inne zu halten und zu überlegen, ob wir satt sind. Stattdessen nehmen wir Signale in unserem Umfeld wahr. Ein Teller, der nicht leer gegessen ist, oder eine bis oben hin volle Cornflakes-Verpackung deuten an, dass noch nicht Schluss ist. Diese Signale führen uns teilweise in die Irre, werden aber auch von jedem anders bewertet. Ein Mensch, der es gewohnt ist, viel zu essen, hat unbewusst ein anderes Verständnis davon, was „viel" ist, als jemand, der mit wenig Nahrung auskommt. Da wir unbewusst essen, wissen wir am Ende des Tages nicht mehr, wie viel wir eigentlich gegessen haben. Brian Wansink fand in Experimenten heraus, dass Menschen nicht sagen können, ob sie heute 20 Prozent mehr oder weniger Kalorien gegessen haben als gestern. Sie essen jeden Tag einfach so, wie es kommt, und im Zweifel zu viel von den falschen Lebensmitteln.

Niemand muss ein Opfer unbewusster Signale im eigenen Umfeld bleiben. Man kann solche Signale nämlich zu den eigenen Gunsten verwenden. Im Folgenden findest du einige Tipps, wie du sie *für* dich nutzt, um mit dem Essen aufzuhören, sobald du keinen Hunger mehr hast:

- Von großen Tellern und aus großen Verpackungen essen wir automatisch mehr. Dagegen können wir uns kaum wehren. Es sei denn, wir verwenden für unsere Mahlzeiten einfach kleinere Teller, denn auf diesen sieht eine kleine Portion größer aus und fühlt sich nach mehr an. Das gleiche gilt für Verpackungen: kaufe einfach eine Nummer kleiner, und du wirst weniger davon essen. Iss grundsätzlich nicht aus Verpackungen.

- Falls du eher ungesunde Lebensmittel in großen Verpackungen zu Hause hast, fülle sie in kleine Behälter um. Du wirst sehen, dass du automatisch weniger davon verwenden wirst.
- Wenn du dir mal ein süßes Getränk oder Alkohol gönnst, verwende hohe statt breite Gläser. In schmale Gläser gießen wir automatisch weniger ein. Bei Wasser oder ungesüßtem Tee solltest du genau das Gegenteil tun, um möglichst viel davon zu trinken.
- Wir wollen das essen, was wir sehen. Verbanne ungesunde Lebensmittel daher aus deinem Umfeld. Platziere stattdessen gesunde Lebensmittel gut sichtbar in deiner Nähe. Wenn du nicht komplett auf ungesunde Snacks verzichten möchtest, verbanne sie aus deinem Sichtfeld und verstecke sie in der hintersten Ecke im am schwersten zu erreichenden Schrank.
- Koche nur eine Portion oder fülle nur eine Portion auf den Teller und räume den Rest sofort weg. So führst du dich nicht unnötig in Versuchung einen Nachschlag zu nehmen.
- Vermeide Buffets und All-you-can-eat-Angebote. Es ist nahezu unmöglich in diesen Situationen nicht zu viel zu essen. Die große Auswahl an Lebensmitteln verleitet zum Überessen.
- Achte beim Essen auf ein angenehmes Ambiente. Bei Kerzenlicht und ruhiger Musik ist es schwer, eine liebevoll angerichtete Mahlzeit herunter zu schlingen.
- Fange beim gemeinsamen Essen als Letzter an und iss nur so schnell wie der langsamste Esser am Tisch. Wenn dieser fertig ist, bist wahrscheinlich auch du durch das langsame Essen satt.
- Lass dich beim Essen nicht von einem Bildschirm ablenken, denn viele Menschen neigen dazu, apathisch auf das Display

zu starren und nichts anderes mehr mitzubekommen. Das wäre die Perfektion des unbewussten Essens.

- Je schwieriger eine Mahlzeit (besonders Snacks) aufzunehmen ist, desto weniger essen wir davon. Kaufe deshalb Lebensmittel, bei denen Arbeit involviert ist (z. B. Erdnüsse mit Schale statt geschälter und gesalzener Erdnüsse). So greifst du weniger oft zu.

Was gegen den Hunger hilft

Diese kleinen Tricks können helfen, etwas weniger zu essen, als du es normalerweise tun würdest. Probiere sie deshalb in jedem Fall aus, vor allem, wenn du nicht die gesündesten Lebensmittel isst. Solche Tipps helfen allerdings nicht, wenn du wirklich hungrig bist. Was kannst du also tun, wenn das Hungergefühl immer wieder zurückkommt? Die Antwort findest du in den fünf Gewohnheiten, die wir bereits besprochen haben. Denn gegen den nagenden Hunger hilft nicht so sehr, mehr zu essen, sondern *besser* zu essen. Nur auf diese Weise wird es dir gelingen, satt zu werden ohne deinen Energiebedarf zu überschreiten. Schauen wir uns einmal an, wie Sättigung entsteht. Es gibt drei wesentliche Faktoren:

1. Magendehnung: Je mehr Raum die Nahrung im Magen einnimmt, desto satter fühlt man sich. Wer es gewohnt ist viel zu essen, hat einen größeren Magen und braucht mehr Volumen, um sich satt zu fühlen. Die Menge des Essens beeinflusst folglich die Sättigung. Allerdings spielt hier keine Rolle, wie viele Kalorien dieses Essen hat. Der Magen wird auch von Lebensmitteln gedehnt, die zwar ein großes Volumen haben, aber wenig Energie enthalten. Mit Wasser kann man den Magen füllen, ohne Energie aufzunehmen. Die nächstbesseren Lebensmittel sind Blattsalate. Die meisten Sorten enthalten auf

100 Gramm nur 15 bis 20 Kalorien. Das ist eine unschlagbar geringe Energiedichte. Um einen Energiebedarf von 2.000 Kalorien mit Salat zu decken, müsstest du täglich mehr als 10 Kilogramm davon essen. Allerdings wäre der Magen voll, lange bevor du 2.000 Kalorien aufgenommen hast.

2. Nährstoffgehalt der Nahrung: Ein gedehnter Magen allein genügt nicht. Die Sättigung würde nicht lange vorhalten. Um seine volle Leistung entfalten zu können, braucht unser Körper Makronährstoffe (Proteine, Fette, Kohlenhydrate) und Mikronährstoffe (u. a. Vitamine, Mineralstoffe, Spurenelemente). Ist der Nährstoffgehalt einer Mahlzeit zu gering, verlangt der Körper nach mehr. Das lässt er uns mit dem Hungergefühl spüren. Eine Mahlzeit kann viele Kalorien enthalten, aber trotzdem wenige Nährstoffe. Dann spricht man von „leeren Kalorien". Diese stecken häufig in industriell produzierter Ware, insbesondere in Produkten, die viel Zucker und Getreidemehl enthalten. Diese Lebensmittel sättigen schnell, aber nicht nachhaltig, da der Körper nicht das bekommt, was er braucht. Die leeren Kalorien werden zu großen Teilen in die Fettzellen abtransportiert, während die Muskeln und Organe unterversorgt bleiben. Wer nicht hungern, sich aber gleichzeitig gesund ernähren möchte, sollte Lebensmittel essen, die viele Nährstoffe aber wenige Kalorien enthalten. Das beste Nährstoff-Energie-Verhältnis findest du in unverarbeiteten Lebensmitteln, allen voran Gemüse, während verarbeitete Produkte in dieser Kategorie schlecht abschneiden. Allerdings ist der Nährstoffgehalt pro 100 Gramm Gemüse ziemlich gering, weshalb man für eine nachhaltige Sättigung viel davon essen muss.

3. Blutzuckerspiegel: Der dritte Faktor, der über die Sättigung bestimmt, ist der Blutzuckerspiegel. Um lange satt zu bleiben, sollte dieser langsam ansteigen und anschließend langsam wieder abfallen. Der Blutzuckerspiegel wird davon beeinflusst, was wir essen. Leicht verdauliche Kohlenhydrate lassen ihn schnell ansteigen. Auch deshalb halten Mehlprodukte und zuckerhaltige Lebensmittel nicht lange vor. Proteine und Fette hingegen beeinflussen den Blutzuckerspiegel nur indirekt. Sie müssen vom Körper zunächst in Kohlenhydrate umgewandelt werden. Dadurch steigt der Blutzucker nur langsam und weniger stark an. Außerdem spielen Ballaststoffe eine wesentliche Rolle bei der Regulation des Blutzuckerspiegels. Diese verlangsamen die Aufnahme von Kohlenhydraten ins Blut. Je mehr Ballaststoffe ein Nahrungsmittel enthält, desto kontrollierter steigt der Blutzuckerspiegel, und desto länger bleiben wir satt. Ballaststoffe sind in industriell verarbeiteter Nahrung so gut wie gar nicht vorhanden. Gemüse, Obst, Nüsse und Vollkorngetreide enthalten umso mehr davon.

Anhand dieser Faktoren siehst du bereits, wie du dein Hungergefühl reduzieren kannst. Du wirst die ersten fünf Gewohnheiten darin erkennen. Um schneller und länger satt zu werden, solltest du während und zwischen den Mahlzeiten viel Wasser trinken, denn dieses dehnt den Magen, ohne Kalorien zu haben. Gleichzeitig hilft Wasser dabei, die in echten Lebensmitteln enthaltenen Ballaststoffe aufquellen zu lassen, was zu einer weiteren Magendehnung führt. Außerdem solltest du ganze Mahlzeiten aus echten Lebensmitteln essen – so viel, bis du davon satt bist, denn von diesen bleibst du auch lange satt, ohne nach zwei Stunden schon wieder Appetit zu haben. Das bedeutet auch, auf Zucker und Getreide so gut es geht zu verzichten. Um nicht so viele Mahlzeiten essen zu müssen, solltest du nicht nur Gemüse essen, sondern auch ein paar energiereiche Lebensmittel in deinen Speiseplan aufnehmen. Vor allem solche, die viele Proteine, Fette und Ballaststoffe enthalten. Für uns sind das Avocados, Nüsse, Samen, Eier sowie Käse und andere Milchprodukte.

Du siehst, eine gesunde Ernährung ist eine runde Sache. Egal, ob es darum geht, Gewicht zu verlieren, lange satt zu sein, weniger zu essen oder gesund zu bleiben: Die Ernährung, die all dies möglich macht, ist immer wieder die gleiche. Wer sich hauptsächlich von echten pflanzlichen Lebensmitteln ernährt, auf industriell produzierte Ware aus Zucker und Getreide verzichtet, für den fügt sich am Ende alles. Du wirst Gewicht verlieren ohne dich mit Hunger herumzuplagen und dabei gesund bleiben.

7. Bewege dich jeden Tag

Nachdem wir uns lange genug mit der Ernährung beschäftigt haben, kommen wir nun zu ein paar anderen Gewohnheiten, die über das Essen hinausgehen, aber für eine schlanke Linie ebenfalls wichtig sind. Sie ergänzen nicht nur eine gesunde Ernährung, sondern machen diese auch leichter. Beginnen möchten wir mit der täglichen Bewegung. Zwei von drei Deutschen bewegen sich maximal eine Stunde am Tag – jeder Gang zur Toilette ist da bereits eingerechnet. Das betrifft zu großen Teilen auch sportliche Menschen. Wer zweimal pro Woche eine Stunde Sport treibt, bewegt sich gerade einmal 1,2 Prozent der gesamten Woche. Wir finden die tägliche Bewegung im Alltag noch wichtiger, als Sport zu treiben, denn der Alltag nimmt im Leben der Menschen wesentlich mehr Raum ein. Deshalb gibt es hier mehr Potential für Verbesserungen.

Bis vor wenigen Jahrzehnten mussten wir noch nicht über Bewegung im Alltag nachdenken, denn sie war eine Selbstverständlichkeit. Mittlerweile nimmt uns der moderne Alltag jede noch so kleine Bewegung ab. Er verhindert regelrecht, dass wir uns bewegen, denn wir leben immer bequemer. Das Wasser kommt aus der Leitung, wir müssen den Ofen nicht anfeuern, das Abendessen können wir nach Hause liefern lassen, wir arbeiten oft sitzend am Computer, und jeder zweite Deutsche besitzt ein Auto. Aufgrund all dieser Erleichterungen müssen wir uns nicht mehr bewegen. Der Durchschnittsbürger kommt auf weniger als 5.000 Schritte am Tag. Wer einem Bürojob nachgeht oder zu Hause arbeitet, geht im Durchschnitt nur 2.000 bis 3.000 Schritte täglich. Was nach großen Zahlen aussieht, ist erschreckend wenig: Wenn Patrick morgens 500

Meter zum Bäcker geht, ist er hin und zurück einschließlich Treppen schon 1.400 Schritte gelaufen. 2.000 Schritte kommen folglich schnell zusammen, sobald wir das Haus verlassen, doch viele Menschen schaffen kaum mehr als das.

Bewegung ist zu einem ernsten Thema geworden, denn es hat sich herumgesprochen, dass der menschliche Körper bewegt werden muss, um gesund zu bleiben. Wir sind nicht dafür gemacht den ganzen Tag herumzusitzen. Wer sich nicht bewegt, erhöht sein Risiko für Volkskrankheiten wie Übergewicht, Diabetes, Herzerkrankungen, Bluthochdruck, Krebs, Alzheimer, Osteoporose etc. Diese Krankheiten sind unserer Lebensweise geschuldet, darunter dem Mangel an Bewegung. Bis es zu diesen schwerwiegenden Folgen kommt, hat der Körper jedoch längst anderweitig reagiert: Er baut all jene Muskeln ab, die er nicht verwendet, denn diese Muskeln verbrennen unnötige Energie. Das will er jedoch vermeiden, denn Energie soll für schlechte Zeiten gespeichert werden. Muskeln, die wir nicht beanspruchen, stören da nur und werden abgebaut. Wer sich kaum bewegt und keinen Sport treibt, verliert deshalb Muskelmasse und somit ein Mittel, um über Nahrung aufgenommene Energie zu verbrennen. Die Folge sind Übergewicht, ein unförmiges Aussehen, fehlende Kondition und Kraft sowie eine geringe Beweglichkeit. Anschließend entstehen daraufhin die bereits erwähnten Volkskrankheiten. Egal, welchen Gesundheitsratgeber man liest oder welchen Experten man fragt: Wir brauchen mehr Bewegung in unserem Alltag. Neben dem Sport, der nur selten stattfindet und von kurzer Dauer ist, brauchen wir eine regelmäßige und lange moderate Bewegung. Diese hilft immer, gegen alles, und vor allem gegen Übergewicht. Aber selbst, wenn du übergewichtig bleibst, weil du deine Ernährung nicht umstellen möchtest, bist du gesünder, wenn du dich dabei bewegst. Fit zu sein ist für unsere Gesundheit wichtiger, als schlank zu sein.

Die meisten Menschen glauben, beim Joggen würden sie mehr Energie verbrennen, als wenn sie in der gleichen Zeit spazieren gingen, deshalb lohne ein Spaziergang nicht. Moderate Bewegung sei ein Tropfen auf dem heißen Stein, während man mit Joggen etwas erreichen könne. Doch das ist der falsche Gedanke. Ja, beim Joggen verbrennt man mehr Energie als beim Spazieren. Aber der zusätzliche Energieverbrauch ist bei beiden Aktivitäten gering. Sie machen kaum etwas aus. Schauen wir uns mal an, wie sich unser Energieverbrauch zusammensetzt:

1. **Grundumsatz:** Diese Energie verbraucht unser Körper im Ruhezustand. Auch wenn wir nur auf dem Sofa liegen, verbrauchen wir diese Energie, um am Leben zu bleiben.

2. **Leistungsumsatz:** Diese Energie verbraucht unser Körper durch die Leistung, die wir vollbringen. Dazu zählen Sport und die normale Bewegung im Alltag.

Um den Gesamtenergieverbrauch zu berechnen, geht man vom individuellen Grundumsatz aus und multipliziert diesen mit dem PAL-Faktor (PAL = Physical Activity Level). Dieser steht für den Leistungsumsatz. Wer kaum Sport treibt und sich auch sonst wenig bewegt, sondern viel sitzt und liegt kann seinen Grundumsatz nur mit dem Faktor 1,2 multiplizieren. Ein Waldlauf mehr oder weniger macht dabei keinen spürbaren Unterschied aus. Wer hingegen beruflich immer auf den Beinen ist, kann den Grundumsatz mit dem Faktor 1,9 multiplizieren. Bei körperlich anspruchsvollen Tätigkeiten ist der PAL-Faktor sogar noch deutlich höher. Bei diesen Menschen spielt der Leistungsumsatz eine so große Rolle, weil sie sich fünf Tage die Woche, acht Stunden am Tag viel bewegen. Wenn dein Beruf das nicht ermöglicht, wie es bei immer mehr

Menschen der Fall ist, musst du selbst für diese Bewegung sorgen.

Bewegung steigert jedoch nicht nur unseren Leistungsumsatz, sondern kann auch unseren Grundumsatz erhöhen. Unser Energieverbrauch im Ruhezustand hängt nämlich von unseren Muskeln ab. Je größer unsere Muskelmasse ist, desto mehr Energie verbrennen wir auch im Sitzen und Liegen. Das heißt, wer sich viel bewegt und dadurch Muskelmasse erhält oder aufbaut, erhöht nicht nur seinen Leistungsumsatz, sondern auch seinen Grundumsatz.

Bewegung schützt nur dann vor Zivilisationskrankheiten, wenn man sie dauerhaft und konstant ausführt. Aber die gute Nachricht für alle Couch-Potatos ist: Wer sich bisher kaum bewegt und nun einsteigt, profitiert am stärksten von diesem Lebenswandel, denn am unteren Ende der Aktivitätsskala verläuft die Wirkungskurve sehr steil. Damit du diesen Wandel hinbekommst, musst du zunächst eingefahrene Denkweisen überwinden. Eine davon ist, man habe „keine Zeit“ für Bewegung. Aber das stimmt so nicht, denn viele Menschen könnten sich an einem gewöhnlichen Tag deutlich mehr bewegen, ohne dass sie das viel zusätzliche Zeit kostet. Was sie brauchen, ist nicht Zeit, sondern eine neue Denkweise. Sie müssen lernen die Chancen zur Bewegung als solche zu erkennen. Manchmal müssen sie auch zusätzliche Gelegenheiten schaffen. Im Folgenden zeigen wir dir, wie du dich vor, während und nach der Arbeit, im Haushalt und in deiner Freizeit mehr bewegen kannst:

Gelegenheiten rund um die Arbeit: Wenn der Arbeitsweg es zulässt, könntest du zu Fuß zur Arbeit gehen (ein bis zwei Kilometer) oder mit dem Fahrrad fahren (fünf bis sechs Kilometer). Falls öffentliche Verkehrsmittel eine Option sind, nimm lieber diese als das Auto, da du so immerhin zu den

Haltestellen laufen musst. Eine zusätzliche Gelegenheit kannst du dir schaffen, indem du eine Haltestelle zu früh aussteigst und den Rest der Strecke zu Fuß gehst. Wenn du mit dem Auto fährst, suche nicht lange nach dem besten Parkplatz, sondern laufe lieber etwas weiter. Nimm im Gebäude immer die Treppe, mach einen Spaziergang in den Pausen und gehe ins Nachbarbüro, um etwas mitzuteilen, anstatt eine E-Mail zu schreiben.

Gelegenheiten im Haushalt: Lege die notwendigen Wege zum Bäcker, Supermarkt, Friseur oder zur Post immer zu Fuß oder mit dem Fahrrad zurück. Führe den Hund deiner Nachbarn aus, gehe zum Einkaufen in die Stadt, anstatt alles im Internet zu bestellen. Erledige die Haus- und Gartenarbeit lieber einmal öfter als einmal zu wenig. Selbst beim Kochen bist du in Bewegung! Das ist noch ein Grund mehr, deine Mahlzeiten selbst zuzubereiten.

Gelegenheiten in der Freizeit: Nutze deine freie Zeit für ein paar sportliche Übungen nach dem Aufstehen oder vor dem Fernseher. Gehe allein oder mit Freunden spazieren, verlebe einen aktiven Abend mit deinem Partner. Ein paar Ideen: Bowling, Billard, Dart, Tischtennis, Badminton, Frisbee, Drachensteigen, Skaten, Schlittschuhlaufen, Radfahren, Tanzen etc. Macht euch ein bewegtes Wochenende im Klettergarten, Schwimmbad, auf dem Golfplatz oder beim Wandern.

Am besten du gehst in deinen Gedanken mal deinen Alltag durch. In welchen Situationen wählst du bisher die bequeme Variante, könntest dich aber mehr bewegen, wenn du es darauf anlägest? Stelle in diesen Situationen das gewohnte Ritual um und wähle den Umweg. Wähle die beweglichen Alternativen so, dass eine Motivation gleich eingebaut ist. Zwar tust du mit jeder Bewegung etwas für deinen Körper, doch das reicht als Motivation oft nicht aus. Ein zusätzlicher Grund für einen Spaziergang könnte der Wunsch nach Ruhe sein. Sobald du einen Park oder Wald betrittst, entkommst du der Hektik des modernen Alltags und wirst entspannter. Das kann die Natur leisten. Spaß ist aber auch ein großer Motivator: In der Freizeit gibt es viele Möglichkeiten, zusammen mit anderen Menschen auf bewegte Weise Spaß zu haben. Du musst nur eine Beschäftigung finden, die dich bei Laune hält. Während der Arbeit oder im Haushalt hält sich der Spaß allerdings oft in Grenzen. In solchen Momenten hilft sozialer Druck, denn wir wollen andere Menschen nicht enttäuschen. Schmiede deshalb eine Allianz mit deinem Partner oder deinen Freunden und ruft die gleichen Ziele aus. Fahrt beide mit dem Fahrrad zur Arbeit, nehmt beide bei jeder Gelegenheit die Treppe etc.

Patrick befreite sich aus seiner zeitweiligen Bewegungslethargie mit einem kleinen Trick. Er unterzog sich einer Challenge und ließ andere davon wissen (sozialer Druck). Die Herausforderung lautete, jeden Tag 10.000 Schritte zu gehen. Dafür kaufte er einen Schrittzähler, steckte ihn in seine Hosentasche und lief los. Für einige Monate hatte er das kleine Gerät ständig dabei. Durch dessen Präsenz fühlte er sich zusätzlich motiviert, längere Wege zu gehen. Er ging bewusster spazieren, lief Umwege und scheute keinen Schritt. Ein paar Mal am Tag schaute er auf die entscheidende Zahl: Wie viele Schritte war er schon gelaufen? Auch Radfahren ließ er gelten. Zur Vereinfachung setzte er für 30 Minuten auf dem Fahrrad einfach genauso viele Schritte an, wie er in 30 Minuten gelaufen wäre.

Du siehst, man muss sich nur zu helfen wissen. Bewegung ist möglich, man muss die Gelegenheiten dafür erkennen und sich den Alltag so einrichten, dass er zur Bewegung motiviert. Dann klappt's auch mit der schlanken Linie. Wenn du dich mehr in die tägliche Bewegung vertiefen willst, empfehlen wir unser Buch „Alltäglich beweglich“.

8. Treibe intensiven Sport

Wenn überwichtige Menschen an Sport denken, fällt ihnen häufig als erstes Joggen ein, oder sie denken an Fitnessstudios, in denen sie auf einem Crosstrainer um ihr Leben strampeln. Dieses Ausdauertraining sei der beste Sport zum Abnehmen, heißt es oft. Das glaubten auch wir lange. Wir liefen beide oft und weit, zeitweise bis zu fünfmal pro Woche und nie weniger als zehn Kilometer. Patrick zählte außerdem die Kalorien und hungerte sich den Speck weg. Für eine Weile funktionierte das gut, wie so oft bei radikalen Diäten. Aber irgendwann merkte er, dass Joggen keine dauerhafte Lösung sein kann, denn es bedarf großer Willenskraft. Wer hat schon wirklich Lust zu joggen, vor allem wenn man zu viele Kilos mit sich herumträgt? Abgesehen von den passionierten Läufern ist Joggen für viele Menschen eine Qual, zu der sie sich nur selten aufraffen können. Patrick gelang es genau zweimal in seinem Leben sich für eine längere Zeit zum Joggen zu motivieren. Zwischen diesen beiden Phasen lagen zehn Jahre, denn die Lust ließ bald wieder nach. Sich beim Abnehmen auf die Willenskraft zu verlassen führt dazu, dass man hinterher genauso dick oder noch dicker ist, als man es vorher war. Dafür können wir dir eine Garantie ausstellen. Patrick nahm nach seiner ersten großen Diät alle verlorenen Pfunde wieder zu und wog später sogar noch 30 Kilogramm mehr. Bei seiner zweiten großen Diät joggte er sich die Füße wund und nahm noch während des Laufens wieder zu. Auch bei Jasmin half das Joggen nicht, die Kilos zu verlieren, die sie unbedingt loswerden wollte. Jahrelang lief sie so oft, bis ihr Körper streikte. So schlank, wie sie sein wollte, wurde sie erst als sie ihre Ernährung verbesserte und die Sportart wechselte.

Warum Joggen keine sinnvolle Strategie beim Abnehmen ist

Menschen, die beim Abnehmen Sport treiben, möchten auf diese Weise Kalorien verbrennen. Nach jedem Lauf schätzen sie, wie viel Energie sie wohl verbrannt haben könnten und stellen die Kalorien des Speiseplans gegenüber. Diese Idee, dass wir unsere Energiebilanz mit Ausdauersport im Gleichgewicht halten können, basiert auf der Annahme, dass wir die Macht über unsere Energiebilanz besitzen. Wir glauben, einfach nur genauso viel Energie verbrennen zu müssen, wie wir aufnehmen. Dabei steuert unser Körper seine Energiebilanz selbst. Mit unseren Diäten, Joggen, kalorienreduzierten Produkten und Nahrungsergänzungsmitteln manipulieren wir den Körper nur bei dem, was er eigentlich von allein macht. Erfolg haben wir damit bestenfalls kurzfristig. Langfristig ändert eine Diät oder ein erhöhter Energieverbrauch durch Sport nichts an unserem Gewicht. Hinter dieser zunächst ernüchternden Einsicht steckt folgende Logik: Wenn wir mit Joggen unseren Energieverbrauch steigern, erhöhen wir damit gleichzeitig unseren Energiebedarf. Das ist die Menge an Energie, die der Körper braucht, um seine Funktionen aufrechtzuerhalten. Auf einen erhöhten Bedarf muss der Körper reagieren:

1. **Kurzfristig:** Ein erhöhter Energiebedarf des Körpers macht sich durch Hunger bemerkbar. Wer mehr Sport treibt, isst folglich auch mehr. Da beim Joggen der Kohlenhydratspeicher geleert wird, haben wir ein besonderes Verlangen nach kohlenhydrathaltiger Nahrung: Brot, Pasta, Süßigkeiten und andere verarbeitete Lebensmittel, die von geringer

Qualität sind. Wenn wir diesem Hunger standhalten, sind wir wieder auf Diät – ein Zustand, den wir nicht dauerhaft durchhalten. Er taugt daher nicht, um langfristig unser Gewicht zu halten. Folglich essen wir mehr, als wenn wir nicht Laufen gewesen wären, und gleichen den erhöhten Bedarf aus. Doch angenommen, wir halten dem Hunger jedes Mal stand und erfreuen uns daran, dass wir ein Energiedefizit erlaufen haben: Dann wird alles nur noch schlimmer.

2. Langfristig: Führen wir unserem Körper nicht die Energie zu, die er haben will, bedient er sich an unseren Reserven. Zunächst zehrt er von den Muskeln, die wir nicht unbedingt benötigen, denn sie verbrauchen zu viel Energie. Das Fettpolster zapft er erst später an, falls die schlechten Zeiten länger anhalten. Weniger Muskelmasse bedeutet einen langfristig geringeren Energiebedarf. Deshalb sinkt der Energiebedarf bei jeder Diät. Das heißt, der Körper verbrennt nicht mehr so viel wie vor der Diät. Ist die Hungerphase vorüber – irgendwann reicht unsere Willenskraft nicht mehr aus –, ist der Energiebedarf im Keller und wir essen selbst bei normalen Mengen mehr, als der Körper braucht.

Deshalb lautet unser vorläufiges Fazit: Energie, die du durch Sport verbrennst, möchte dein Körper sofort in Form von Nahrung zurückhaben. Gibst du dem Hunger nach, erreichst du kein Kaloriendefizit. Hältst du den Hunger aus, stellt der Körper langfristig ein neues Gleichgewicht her, sodass er kein Fett abbauen muss, obwohl du joggst. Diese Logik hat Patrick am eigenen Körper erfahren, als er nach seiner zweiten Diät trotz fünfmaligem Joggen pro Woche wieder Fett ansetzte.

Darüber hinaus finden wir Joggen und anderes leichtes Ausdauertraining aus einem anderen Grund wenig effizient: Es macht uns nur begrenzt fit. Lauftraining macht dich fit fürs

Laufen, mehr aber auch nicht, denn beim Joggen wird der Körper schon nach wenigen Läufen immer effizienter, da die Beanspruchung weitgehend identisch bleibt. Mit der Zeit perfektioniert er diese Bewegung und braucht immer weniger Energie dafür. Alle Muskeln, die er für die Bewegung nicht benötigt, baut er als Energiequelle ab – selbst Muskeln, die beim Laufen zum Einsatz kommen, aber nicht bis zur Grenze beansprucht werden. Das heißt nicht, dass Joggen sinnlos wäre. Es hat durchaus positive Auswirkungen auf deine Fitness, aber es ist ineffizient: Du investierst viel Zeit für einen vergleichsweise kleinen Effekt. Dazu belastest du den Körper auch noch stark, sodass er anfällig für Verletzungen wird. Joggen gilt als High-Impact/Low-Intensitiy-Sport. Das bedeutet: Die Belastung für die Knochen und Gelenke ist hoch (High Impact), die Intensität für unsere Muskeln ist jedoch gering (Low Intensity). Dabei hätten wir gern genau das Gegenteil davon.

So kannst du deine Ziele trotzdem erreichen

Verabschiede dich zunächst von der Erwartung, *beim* Sport viel Energie zu verbrennen. Das geht nicht, und zwar mit keiner der üblichen Sportarten. Joggen ist hier nur der prominenteste Sündenbock. Wenn du pro Woche zweimal 30 Minuten joggst, verbrennst du gerade einmal 500 Kalorien mehr, als wenn du auf dem Sofa liegst. Das ist nichts! Selbst wenn du deutlich längere Strecken läufst, verbrennst du immer noch wenig Energie. Je leichter dir das Laufen mit der Zeit fällt, desto weniger Energie verbrennt dein Körper, da er immer effizienter wird. Belohnt wirst du anschließend nur mit mehr Hunger.

Entscheidend ist nicht, wie viel Energie du *während* des Sports verbrennst, sondern wie hoch dein Grund- und Leistungsumsatz im Verlauf des Tages ist. Schon im vorangegangenen Kapitel haben wir darauf hingewiesen, dass wir die meiste Zeit des Tages keinen Sport treiben, sondern sitzen, liegen oder einfachen Tätigkeiten nachgehen. Der Sport macht nur einen winzigen Teil unserer Zeit aus und hat für den Energieverbrauch eine entsprechend geringe Bedeutung. Der größte Hebel für den Leistungsumsatz ist die alltägliche Bewegung. Wenn es uns gelingt, viele einfache Bewegungsabläufe – Spazierengehen, Treppensteigen, Arbeitswege etc. – in den Tag zu integrieren, können wir den Leistungsumsatz erheblich steigern. Hier macht's die Dauer der Bewegung.

Der Grund- und Leistungsumsatz ist allerdings nicht in Stein gemeißelt. Man kann beide auch erhöhen, ohne jede Treppe mitzunehmen. Zum einen trägt eine gesunde Ernährung zu einem höheren Energieverbrauch bei, da der Körper die in den Lebensmitteln enthaltenen Nährstoffe gut verwerten kann. Anstatt Energie in die Fettzellen zu transportieren, werden sie von den Muskeln und Organen verbrannt. Ohne eine gesunde Ernährung ist Abnehmen nicht möglich. Der zweite große Hebel für einen höheren Energieverbrauch sind Muskeln. Sowohl der Grund- als auch der Leistungsumsatz steigen, wenn du an Muskulatur zulegst, denn Muskeln verbrauchen zusätzliche Energie. Nicht nur während des Trainings, sondern auch wenn wir spazieren gehen, am Computer sitzen oder auf dem Sofa liegen. Muskeln verbrennen Energie, die ganze Zeit.

Doch kaum jemand achtet beim Abnehmen auf seine Muskeln. Die meisten Übergewichtigen versuchen durch Hungern abzunehmen, wodurch Muskelmasse verloren geht. Zusätzlich zur Diät versuchen sie es mit Ausdauersport, doch dieser beansprucht kaum die Muskeln, sondern trägt noch dazu bei, dass bei einem Energiedefizit Muskeln abgebaut werden. Der

Muskelaufbau gelingt am besten mit dem Gegenteil vom Joggen: Low-Impact-/High-Intensity-Sport. Das heißt, ein Training, das unsere Knochen und Gelenke nur wenig belastet (Low Impact), aber unsere Muskeln stark beansprucht (High Intensity). Je mehr Muskelmasse bei einem Training intensiv beansprucht wird, desto mehr Energie verbrennen diese Muskeln und desto mehr verstärken sie sich. Denn Muskeln „wachsen", wenn man sie an ihre Leistungsgrenze bringt und anschließend regenerieren lässt. Deshalb empfehlen wir Krafttrainings, Zirkeltrainings oder intensive Intervalltrainings. Das heißt, auch beim Laufen kann man etwas für seine Muskeln tun. Anstatt jedoch langsam zu joggen bräuchte man Tempo- und Steigerungsläufe, um immer wieder neue Reize für die Muskulatur zu setzen.

Von intensivem Training und einer größeren Muskelmasse profitierst du doppelt und dreifach: Durch die hohe Beanspruchung der Muskeln verbrennst du schon *beim* Training mehr Energie als bei Ausdauersportarten. Noch wichtiger ist aber, dass du auch im Ruhezustand sowie bei moderater Bewegung mehr Energie verbrennst. Das heißt, die alltägliche Bewegung zahlt sich noch stärker aus, da der Körper mehr verbrennt. Darüber hinaus gibt es einen schönen Bonus, den wir selbst sehr zu schätzen wissen: Ein trainierter Körper sieht attraktiv aus. Dafür brauchen wir keine Muskelberge und kein Sixpack, sondern vielmehr etwas Körperspannung, die wir durch intensives Training automatisch bekommen.

Unsere heutige Sportstrategie

Es ist schwer, dir ein konkretes Vorgehen zu empfehlen, da die sportlichen Möglichkeiten von deiner persönlichen Lebenssituation abhängen. Wir selbst leben in einer Großstadt, dadurch haben wir viele Optionen Sport zu treiben. Wir möchten dir unsere eigene Sportstrategie zeigen und sie um weitere Tipps ergänzen, die du selbst anwenden könntest.

Im Mittelpunkt unseres Sportprogramms steht ein intensives Kraft-/Ausdauertraining, das wir zweimal pro Woche absolvieren. Dafür besuchen wir ein sogenanntes Bootcamp, bei dem wir eine Stunde lang in einer Gruppe von einem Trainer angeleitet werden. Das Training kommt mit wenigen Hilfsmitteln aus, Geräte werden dafür nicht benötigt. Stattdessen arbeiten wir überwiegend mit unserem eigenen Körpergewicht. In einer intensiven Trainingsstunde liegt der Energieverbrauch bei bis zu 900 Kalorien. Dafür hätten wir sehr lange joggen müssen und dennoch nicht den gleichen Effekt für unsere Muskulatur, Kondition und Koordination erzielt. Durch dieses Training fühlen wir uns so fit wie nie zuvor, auch wenn unser Gewicht nicht auf dem Tiefpunkt ist. Wir waren schon mal leichter, aber das ist kein Wunder, denn Muskeln sind schwerer als Fett! Da wir das wissen, wir uns gut fühlen und auch trainiert aussehen, sind wir nicht mehr auf unser Körpergewicht fixiert. Auch unsere Trainer raten, nicht auf die Waage zu schielen, sondern darauf, ob unsere Kleidung locker sitzt oder immer enger wird.

Diese Bootcamps gibt es nicht in jeder Stadt und schon gar nicht in ländlichen Regionen. Allerdings bieten immer mehr Fitnessstudios ganz ähnliche Kurse an, die auf Körpergewichtübungen oder angeleitetem Zirkeltraining an Geräten fokussieren. Wir empfehlen dir solche Kurse zu besuchen, wenn du die Gelegenheit dazu hast. Die Trainings sind effizient, der Trainer kann die Ausführung deiner Übung korrigieren und die Anwesenheit anderer Teilnehmer sowie das scharfe Auge des Trainers motivieren dich richtig Gas zu geben. Aus unserer Sicht sind solche Kurse eine lohnende Investition in deine Gesundheit und Fitness.

Falls du kein Fitnessstudio oder Bootcamp in deiner Nähe hast oder du dir die Mitgliedsbeiträge nicht leisten möchtest, kannst du ein Kraft-/Ausdauertraining auch zu Hause absolvieren. Bevor Patrick sich dem Bootcamp anschloss, machte er seine Übungen im Wohnzimmer. Auch heute noch nehmen wir auf Reisen unser Training selbst in die Hand. Grundsätzlich eignet sich dafür jeder Sport mit einem hohen Widerstand. Bei Liegestützen musst du immer wieder gegen einen Widerstand andrücken, bei Kniebeugen auch. Doch es muss kein klassischer Kraftsport sein, Widerstände gibt es auch beim Ausdauertraining. Anstatt für 30 Minuten auf dem Heimtrainer zu strampeln, könntest du den höchsten Schwierigkeitsgrad einstellen und für zwei Minuten alles geben. Danach wirst du völlig fertig sein, aber einen größeren Effekt erzielt haben. 30 Minuten Strampeln tut fast nichts für deine Muskeln und deine Kondition, zwei Minuten intensives Training hingegen schon. In dem kurzen Moment der großen Anstrengung werden deine Muskeln vom gesamten Körper unterstützt, um die Herausforderung zu meistern. Dein Herz und deine Lunge werden genauso gefordert. So trainierst du mit vergleichsweise wenig Zeitaufwand deine Kraft und deine Ausdauer und wirst *wirklich* fit. Nicht nur, dass die Trainingseinheiten kurz sind: Du brauchst nicht einmal viele davon. Je intensiver du deine Muskeln beanspruchst, desto längere Ruhepausen kannst du anschließend einplanen, in denen die Muskeln regenerieren und ein weiteres Training keinen zusätzlichen Effekt zeigen würde.

Damit wir dich nicht völlig ideenlos aus diesem Kapitel entlassen, möchten wir dir ein paar Beispielübungen für ein Heimtraining vorschlagen:

- Liegestütze
- Kniebeuge

- Hock-Streck-Sprünge
- Unterarmstütz/Seitstütz
- Ausfallschritte/Ausfallsprünge
- Liegestützsprünge
- Bergsteiger

Vielleicht weißt du nicht von jeder Übung, wie du sie ausführen sollst, du wirst jedoch alles bei Youtube finden. Dort gibt es auch komplette Anleitungen, wenn du nach Begriffen wie „Kraftübungen für zu Hause“ suchst. Hilfreich für Einsteiger ist auch das Buch „Fit ohne Geräte“ von Mark Lauren. Wenn du dich mit der Materie auseinandersetzt, wirst du bald viele Übungen und deren Variationen kennen. Wahrscheinlich wirst du erstaunt sein, wie leicht du dich ohne Hilfsmittel zu Hause auspowern kannst.

Falls du gern beim Laufen bleiben möchtest, kannst du auch hier den Widerstand erhöhen und einen Lauf in ein Krafttraining verwandeln. Anstatt gleichmäßig zu joggen, könntest du schnelle Intervalle oder bergauf laufen. Beides stimuliert deine Muskulatur stark. Deswegen sind die besten Sprinter wahre Muskelpakete, während die besten Langstreckenläufer dünn und drahtig sind. Patrick ergänzt sein Bootcamp-Training ebenfalls durch intensive Ausdauereinheiten. Zwar geht er nicht mehr joggen, weil er die Motivation dafür nicht auf Dauer aufbringt, aber er spielt jede Woche Fußball und Squash. Beide Sportarten sind sehr intensiv, weil man immer wieder kurze Sprints einlegen muss. Wahrscheinlich findest du auch für dich einen Sport, der deine Muskulatur intensiver beansprucht als ein Waldlauf oder eine halbe Stunde auf dem Heimtrainer.

9. Erhole dich

Als wir unseren Fitnesstrainer fragten, was aus seiner Sicht für einen schlanken Körper entscheidend sei, antwortete er: „50 Prozent Ernährung, 20 Prozent Bewegung und 30 Prozent Regeneration.“ Dass man sich zum Abnehmen gesund ernähren und viel bewegen sollte, hat sich längst herumgesprochen, doch die dritte Komponente hat kaum jemand auf dem Radar. Dabei ist diese nicht weniger wichtig. Im Gegenteil: Regeneration beeinflusst die Wirksamkeit der anderen beiden Komponenten. Schließlich werden Muskeln nicht während der Sporteinheit aufgebaut, sondern in der Ruhephase danach. Auch eine gesunde Ernährung ist erheblich schwerer, wenn man nicht ausgeruht ist. Aber wer würde sich schon als ausgeruht bezeichnen? Vielmehr ist Stress ein Symptom unserer Zeit. Er hat viele Ursachen, wie die berufliche Belastung, Verantwortung für die Familie, viele Termine aber auch unnötig vertrödelte Zeit, die uns am Ende des Tages eine Mütze Schlaf kostet.

Doch Menschen, die wenig schlafen, essen mehr, denn sie sind längere Zeit wach und gleichen ihren Energiemangel durch Nahrung aus. Außerdem essen sie ungesünder, denn wer macht sich im abgekämpften Zustand die Mühe eine frische Mahlzeit zu kochen? Wer am Limit agiert, hat weder die Zeit noch die Energie für die Planung der Mahlzeiten, das Einkaufen und die Zubereitung. Vor allem abends – wenn sie erschöpft sind – essen viele Menschen alles, was ihnen zwischen die Finger kommt. Oft finden sie kein Ende. Je länger sie wach bleiben, desto häufiger laufen sie zum Kühlschrank, um einen Snack nach dem anderen zu verzehren. In der Regel handelt es sich dabei nicht um gesundes Gemüse, sondern um ungesunde Snacks, die keinen Aufwand machen.

Für die Ernährung und die Wirksamkeit unserer sportlichen Anstrengungen wäre es besser ausreichend zu schlafen. Wir versuchen in den meisten Nächten auf acht Stunden zu kommen. Natürlich wäre auch weniger möglich, sterben würden wir davon nicht. Aber wir würden es unseren Muskeln, die wir mit intensivem Training strapazieren, schwerer machen zu regenerieren und damit einen Teil des Erfolges wieder einreißen. Außerdem würden wir die Energie, die uns durch den wenigen Schlaf fehlt, durch zusätzliche Nahrung ausgleichen.

Schlaf allein ist nicht alles, was man zur Regeneration braucht. Wir möchten unser Leben auch „entstressen", indem wir alles minimieren, was einem gesunden Leben nicht zuträglich ist. Du wirst es in den vorangegangenen Kapiteln schon gemerkt haben: Für ein gesundes Leben braucht man Zeit. Fürs Kochen, für Sport, für alltägliche Bewegung, und auch für Entspannung. Wenn wir entspannt sind, ist unsere Willenskraft am größten, deshalb werden die anderen neun Gewohnheiten leichter. Abzunehmen bedeutet folglich nicht nur, die richtigen Lebensmittel zu essen und dich zu bewegen, sondern eine neue *Lebensweise*. Für diese benötigst du Zeit. Vielleicht willst du das nicht hören, aber ein Baustein deiner Veränderung ist dein Leben auf allen anderen Kanälen zu entschleunigen, um Zeit für deine Gesundheit zu gewinnen. Im Alltag bedeutet das zwei Dinge: Du solltest abends so früh ins Bett gehen, dass du sieben bis acht Stunden schlafen kannst – egal, wie zeitig du aufstehen musst. Es bedeutet auch, wirklich zu entspannen, anstatt in der Freizeit nur passiv zu konsumieren. Viele Menschen hängen am Abend vier Stunden und länger vorm Fernseher herum. Fernsehen ist okay, wir machen es auch, aber nicht so lange, denn es entspannt nicht, sondern macht müde. Es gibt uns eher das unangenehme Gefühl, nichts geschafft zu haben und plötzlich müssen wir schon wieder ins Bett. Überlege dir daher, was dich wirklich entspannt. Wobei fühlst du dich besonders gut? Aktiv entspannen kann man z. B. beim Lesen, Stricken, Basteln, Handwerken, Musizieren, Telefonieren, Baden, in der Sauna oder nichts tuend mit einer Gesichtsmaske auf dem Sofa liegend. Gönne dir diesen Luxus, um dir das Leben leichter zu machen.

10. Räume den Kopf auf

In einem vorangegangenen Kapitel haben wir bereits darüber gesprochen, wie du es vermeiden kannst, zu viel zu essen, vor allem aus den falschen Gründen. Teilwcise kannst du mit den schon erwähnten „Tricks“ überflüssige Snacks und Nachschläge vermeiden, doch wenn wir ehrlich sind, wird das oft auch nicht klappen. Der Wunsch, uns glücklich zu fühlen, ist stärker. Wenn es uns nicht gut geht, werden wir immer wieder zu einem Snack greifen, um die schlechten Gefühle zu überspielen. Deshalb müssen wir den Ursachen für unseren Appetit auf den Grund gehen, um diese vermeiden zu können.

Wenn du das nächste Mal zwischen den Mahlzeiten isst, solltest du versuchen dir bewusst zu machen, warum du gerade Lust aufs Essen verspürst, obwohl du keinen Hunger hast. Diese Frage verlangt ein hohes Maß an Aufmerksamkeit, Bewusstsein und Ehrlichkeit von dir. Falls dir spontan keine Antwort einfällt, helfen dir die folgenden Fragen auf die Sprünge:

- Schiebst du eine Aufgabe vor dir her?
- Bist du angespannt?
- Langweilst du dich?
- Ärgerst du dich über jemanden?
- Bist du müde?
- Bist du einsam?
- Willst du dich von etwas ablenken?

Wenn das alles noch neu für dich ist, weil du bisher nie über diese Fragen nachgedacht hast, kann dir ein Tagebuch helfen die wahren Gründe für dein Essverhalten zu erforschen. Selbst ein Notizzettel, auf dem du deinen Gedanken während des Appetits freien Lauf lässt, kann Wunder wirken. Die Ursachen für deine Essenslust zu erforschen ist der erste Schritt zur Besserung. Nur wenn du weißt, warum du ohne Hunger isst, kannst du den nächsten Schritt gehen und an diesen Ursachen arbeiten. Wir nennen es den Kopf aufräumen, denn es ist alles Kopfsache.

Lass uns zunächst über die leichter zu behebenden Ursachen sprechen, bevor wir zu den Herausforderungen kommen, die man nicht mit kleinen Tricks beseitigen kann. Leichter zu beheben sind Gründe, die hin und wieder auftauchen, die aber nicht tief in dir verwurzelt sind. Das können Frust, Stress, Langeweile und Sorgen sein oder eine Aufgabe, die du vor dir herschiebst. Die Erkenntnis, dass du aus diesen Gründen essen möchtest, kann schon genügen, um dich zurückzuhalten. Deshalb ist Achtsamkeit so wichtig. Noch besser wäre, das Problem zu beheben, sofern das möglich ist.

- **Bei Frust:** Bist du aus einem bestimmten Grund frustriert, den du zeitnah klären könntest, indem du das Gespräch suchst oder dich von jemandem in den Arm nehmen lässt?
- **Bei Langeweile:** Kannst du vielleicht etwas tun, wofür du sonst zu wenig Zeit hast? Wir nutzen freie Zeit gern zum Lesen, hören Podcasts oder Musik, schauen eine Serie oder melden uns bei Freunden.
- **Bei Sorgen:** Kannst du deine Sorgen lindern, indem du mit jemandem darüber redest oder zusätzliche Informationen einholst, die dich beruhigen könnten?
- **Beim Aufschieben:** Kannst du die Aufgabe aufteilen und zunächst die Schritte erledigen, die in wenigen Minuten gemacht sind? Alternativ könntest du für schwierige

Aufgaben auch die Pomodoro-Technik anwenden: Das heißt, 25 Minuten richtig ranklotzen und dir dann 5 Minuten Pause gönnen.

Das sind nur wenige Beispiele. Es kann gut sein, dass du andere Probleme hast, die sich aber auch leicht beheben lassen, wenn du es darauf anlegst. Falls die kleinen Tricks jedoch nicht helfen, dann greife wenigstens zu den gesunden Snacks, die wir in einem vorangegangenen Kapitel bereits besprochen haben. Diese landen nicht auf den Hüften.

Widme dich deinem Selbstwertgefühl

Aus eigener Erfahrung wissen wir, dass sich nicht alle Probleme auf die Schnelle lösen lassen. Viele davon sitzen tief, deshalb gibt es keine kurzfristige Abhilfe. Sie haben nur indirekt mit einer gesunden Ernährung zu tun, aber wir glauben, dass es leichter wäre nachhaltig abzunehmen, wenn man nicht noch andere Probleme mit sich herumträgt.

Die meisten Sorgen, die wir in unseren Köpfen und Herzen tragen, sind auf ein schwaches Selbstwertgefühl zurückzuführen. Das jedenfalls glaubt der Psychologe Nathaniel Branden, der sich die Steigerung des Selbstwertgefühls zur Lebensaufgabe gemacht hat. Wir glauben, dass das wahr ist. Das Selbstwertgefühl übergewichtiger Menschen dürfte unter dem Durchschnitt liegen, schließlich fühlen sie sich oft nicht wohl in der eigenen Haut. Da ist es schwer, sich selbst aus vollem Herzen zu mögen. Um diesen Zustand auszuhalten, greifen Menschen häufig aufs Essen zurück, weil es ihnen kurzfristige Erleichterung, Trost und Glücksgefühle verspricht. Hinterher schämen sie sich dafür und mögen sich noch weniger. Es ist eine Negativspirale, aus der man aber ausbrechen kann.

Wir beide sind auch nicht mit dem größten Selbstwertgefühl gesegnet, sondern haben immer wieder Probleme damit uns selbst vollständig zu mögen. Als Patrick kräftig abspeckte und Jasmin ihre überflüssigen Pfunde verlor, wurde es ein wenig besser. Seitdem fühlen wir uns wohler in unserem Körper. Allerdings ist ein schlanker Körper weder die Lösung, noch eine Voraussetzung für ein besseres Selbstwertgefühl. Man kann sich selbst wertschätzen, ohne schlank zu sein. Genauso kann man sich selbst verachten, obwohl man schlank ist. Die Lösung muss folglich woanders zu finden sein. Mit den folgenden fünf Bausteinen halten wir uns an die Ratschläge des Experten Nathaniel Branden. Wir merken selbst, dass es uns besser geht – und wir weniger Ungesundes in uns hineinstopfen – wenn wir uns diese Bausteine immer wieder vor Augen halten und bewusst danach leben.

1. Selbstkonzept

Das Selbstkonzept ist das Bild, das du von dir hast. Es ist das, was du zu sein glaubst. Es ist aber auch, was du glaubst werden zu können – eine selbsterfüllende Prophezeiung. Wenn du dir immer wieder sagst, dass du nichts kannst, wird es sich bewahrheiten. Wenn du dich für schwach hältst, wirst du schwach sein. Je positiver dein Selbstkonzept ist, desto höher ist dein Selbstwertgefühl. Gleichzeitig – das wirst du auch bei allen anderen Bausteinen beobachten – ist es auch andersherum: Je höher dein Selbstwertgefühl ist, desto positiver ist dein Selbstkonzept. Beides verstärkt sich gegenseitig. Beides ist Ursache und Wirkung.

Wir glauben nicht an einen Schalter, um ab sofort ein besseres Bild von sich zu haben. Aber du kannst dir der Dinge bewusst werden, die du über dich selbst denkst. Nimm dir einen Zettel und beschreibe mit mindestens zehn Stichpunkten das Bild, das du von dir selbst hast. Was siehst du, wenn du dich siehst? Achte darauf, ob es dein Bild von dir ist oder was andere sehen (sollen). Bleib bei dem, was du denkst. Besprich deine Gedanken mit engen Vertrauten – wenn du magst.

2. Bewusstes Leben

Bewusstes Leben heißt zu sehen, was ist, bzw. dich zu weigern deine Augen zu verschließen. Es bedeutet, offen zu sein und Verantwortung für deine Wahrnehmung zu übernehmen. Du hast bestimmt schon Situationen erlebt, in denen du wusstest, dass etwas nicht stimmt. Trotzdem hast du weggesehen oder wolltest es lieber nicht so genau wissen. Das ist die unbewusste Art zu leben. Dich fürs Hinsehen und Bewusstmachen zu entscheiden, ist die (bessere) Alternative. Bewusstes Leben ist wichtig, denn es schadet deinem Gefühl etwas wert zu sein, wenn du deine Fähigkeiten nicht nutzt.

Bewusstes Leben ist anstrengend, denn es führt dir unbequeme Wahrheiten vor Augen, z. B. dass du dich mit Ausreden vorm Sport drückst. Es verlangt dir Entscheidungen ab, z. B. keine Süßigkeiten zu kaufen oder ab heute herzhaft zu frühstücken. Manchmal musst du dir auch Fehler eingestehen, z. B. dass du versuchst, Stress mit Süßigkeiten zu kompensieren. Siehst du, was du isst? Es geht damit los sich mit den Lebensmitteln zu beschäftigen, die du täglich zu dir nimmst. Was ist in den frittierten Bällchen wirklich drin? Wie viel Zucker enthält dein Fertigmüsli? Wie oft isst du Gemüse? Wie viel Alkohol trinkst du?

Wir treffen auf viele Menschen, die meinen, dass sie sich gesund ernähren – in unseren Augen aber weit davon entfernt sind. Das ist okay, denn wir müssen niemanden bekehren. Wenn du aber abnehmen willst, mach die Augen auf und sei ehrlich zu dir selbst.

3. Selbstakzeptanz

Die Entscheidung die Augen aufzumachen, fällst du auch bei dir selbst: bei deinem Körper, deinen Stärken und Schwächen. Nur was du bewusst wahrnimmst, kannst du auch akzeptieren. Selbstakzeptanz ist ein wichtiger Schritt zu einem gesunden Selbstwertgefühl. Du solltest sowohl deine Schwächen, als auch deine Stärken akzeptieren. Vielleicht gehörst du zu den Menschen, die nur ihre Makel sehen, aber alle Vorzüge verdrängen. Das ist auch ungesund. Im Idealfall erstreckt sich die Selbstakzeptanz auf Gefühle, Fähigkeiten, Erfahrungen und Sub-Persönlichkeiten. Was du an dir bewusst beobachtest, solltest du akzeptieren statt es mit Essen zu ersticken oder zu verdrängen.

Es mag widersprüchlich klingen: dich zu akzeptieren und gleichzeitig abnehmen zu wollen. Doch es ist kein Widerspruch, denn Akzeptanz heißt sich mit der Realität abzufinden, nicht aber alles zu mögen. Du kannst beispielsweise deine Tendenz zum Stressessen akzeptieren, ohne sie zu mögen. Dies zu erkennen ist unabdingbar, wenn du dich verändern willst. Wenn du die Realität samt Fressattacken, Frustessen und Essen aus Langeweile verdrängst, wirst du nie abnehmen.

4. Verantwortung für sich selbst übernehmen

Viele geben die Verantwortung für sich selbst ab und sehen die Schuld für ihr Aussehen beispielsweise bei ihren Eltern, den Genen, dem Stress, der Arbeit, der Familie. Diese Sichtweise ist bequem, doch vorankommen wirst du mit ihr nicht. Es liegt allein an dir dein Leben so zu organisieren, dass du für deine Gesundheit sorgst. Du trägst die Verantwortung dafür, was du isst und trinkst, wie viel du dich bewegst und ob du entspannst. Dich verantwortlich zu fühlen stärkt deine Selbstwirksamkeit, d. h. das Gefühl dein Schicksal in der eigenen Hand zu haben. Mit dieser Sichtweise hängt alles von dir ab.

Du sitzt am Steuer. Du kannst niemand anderen vorschieben oder dich als Opfer darstellen.

Wenn du dein Selbstwertgefühl stärken willst, übernimm die Verantwortung für dich selbst, indem du dich für eine gesündere Ernährung entscheidest. Niemand anderes wird es für dich tun. Es ist unbequem, macht Mühe und kostet Zeit, aber du tust es, weil du für deinen Körper die Verantwortung trägst.

5. Authentisch leben

Wie aufrichtig bist du? Stehst du zu dem, was du denkst? Sagst du Nein, wenn du Nein meinst? Sicher gibst du nicht in allen Lebensbereichen auf diese Fragen die gleichen Antworten. Vielleicht bist du innerhalb der Familie sehr authentisch, während du unter Freunden oder auf Arbeit eine Rolle spielst.

Authentizität hilft deinem Selbstwertgefühl. Gleichzeitig fördert ein hohes Selbstwertgefühl das authentische Leben. Demgegenüber mindert es dein Selbstwertgefühl, wenn du etwas vorspielst, nur um gut dazustehen. Schwindeln untergräbt Authentizität, denn wir scheuen uns davor anderen die Wahrheit zuzumuten. Außerdem müssen wir befürchten entdeckt zu werden. Zeige daher nach außen hin, wie du lebst und dich ernährst. Erzähle anderen nicht, du würdest dich gesund ernähren, wenn du weißt, dass du es nicht tust. Damit verletzt du dich nur selbst, denn du kannst die unauthentische Persönlichkeit in dir nicht mögen. Genau wie Selbstakzeptanz und das bewusste Leben, mit denen du ehrlich zu dir selbst bist, hilft es auch ehrlich gegenüber anderen zu sein.

Das eigene Selbstwertgefühl zu steigern ist eine schwere Aufgabe, aber ähnlich wie beim Abnehmen ist es ein langer Weg, den du in vielen kleinen Schritten gehen kannst. In unserem Blog *Healthy Habits* findest du unter dem Stichwort „Selbstwertgefühl" für jeden der oben genannten Bausteine

Übungen, mit denen du dich in das Thema vertiefen und mehr über dich selbst lernen kannst. Es wird einige Stunden dauern diese Übungen durchzuführen, doch sie helfen. Wir haben sie selbst gemacht.

Mit einem gesunden Selbstwertgefühl fühlst du dich wohler und definierst dich weniger über dein Äußeres. Du fühlst dich eigenmächtiger und zufriedener, da du dein Schicksal selbst in die Hand nimmst. Du bist leistungs- und widerstandsfähiger sowie weniger ohnmächtig gegenüber den Herausforderungen des Lebens. Du wirst seltener aus den falschen Gründen essen und schließlich hilfst du dir damit selbst beim Abnehmen.

Wie du das alles schaffst

Mit den zehn Gewohnheiten in diesem Buch wirst du in jedem Fall abnehmen. Falls du schon schlank bist, wirst du dein Gewicht problemlos halten können. Die Lebensweise mit unseren zehn Gewohnheiten ist unkompliziert: Du musst nichts können, nicht viel wissen und brauchst keine speziellen Geräte oder Vitaminpillen. Alles in allem ist es ziemlich *einfach* gesund zu leben. Aber wir geben unumwunden zu, *leicht* umzusetzen ist diese Lebensweise trotzdem nicht. Falls du etwas Leichteres erwartet hast – einen Trick, ein Pülverchen oder die „Schlank-im-Schlaf-Diät" – tut es uns leid deine Erwartungen enttäuschen zu müssen. Solche Wundermittel gibt es nicht. Du hast nichts verpasst. Alles, was du wissen musst, um gesund abzunehmen, steht in diesem Buch. Ernährungsweisen, die leichter sein sollen, können ihr Versprechen nicht halten.

Es wird schwer, unsere Gewohnheiten in deinen Alltag zu integrieren. Je nachdem, wo du in deiner Ernährung stehst, können diese Veränderungen anfangs sogar überwältigend wirken. Wenn Patrick damals mit 150 Kilogramm auf den Rippen von diesen zehn Gewohnheiten erfahren hätte, wer weiß, ob er sie wirklich hätte umsetzen können oder ob er sie für utopisch gehalten hätte. Wir wissen nur, dass sie mittlerweile ein wichtiger Teil unseres Lebens geworden sind. Wir sehnen uns nicht mehr nach unseren früheren Lastern zurück, sondern sind zufrieden damit, wie wir uns ernähren. Deshalb sind wir guter Dinge, dass es auch dir eines Tages so gehen wird.

Um dir den Start in ein neues Leben zu erleichtern, möchten wir dir in diesem Kapitel noch ein paar Ratschläge mit auf den Weg geben. Am Anfang deines Lebenswandels steht eine neue

Denkweise. Du wirst sie nicht vom ersten Tag an verinnerlichen können – dafür bist du viel zu sehr durch deine bisherigen Gewohnheiten geprägt – aber du wirst sie dir mit der Zeit angewöhnen. Deine neue Denkweise könnte lauten: „Ab heute lebe ich gesund." Dazu gehört auch, zu akzeptieren, dass du *bis* heute nicht gesund gelebt hast. Erst aus diesem Zustand der Akzeptanz heraus kannst du dein Verhalten ändern. Wir hoffen, dass du dich – anders als viele Menschen – nicht selbst betrügst. Wir kennen einige Menschen, die meinen schon alles zu wissen und gesund zu leben, die dennoch jeden Tag ihre Limonade trinken, vorm Fernseher liegend in die Chips-Tüte greifen und sich nur von der Haustür bis zum Auto bewegen. Mit dieser Einstellung ist Abnehmen unmöglich. Wer sich nicht eingesteht, dass die eigene Lebensweise ungesund ist, kann nicht abnehmen. Derjenige soll bitte später wiederkommen, wenn er mental bereit dazu ist.

Sei deshalb bitte ehrlich zu dir selbst. Wie gesund lebst du schon, gemessen an den hier genannten zehn Gewohnheiten? Gibt es da noch Luft nach oben? Sobald du deine bisherige Lebensweise akzeptierst und deine neue Denkweise anwendest („Ab heute lebe ich gesund."), wirst du feststellen, was dieses Denken *alles* bedeutet. Vermutlich wirst du die Prioritäten in deinem Leben neu sortieren müssen, denn eine gesunde Lebensweise kostet Zeit. Wenn du diese nicht aufbringst, musst du nach dem nächsten Diät-Wunder suchen, wirst es aber nicht finden. Aus unserer heutigen Sicht führt an einem höheren Zeitaufwand kein Weg vorbei. Nichts, aber auch wirklich gar nichts, ist so wichtig wie deine Gesundheit. Selbst deine Mitmenschen nicht. Nur wenn *du* fit und gesund bist, kannst du für deinen Partner, deine Kinder und deine Freunde da sein. Erlaube dir deshalb eine gesunde Lebensweise.

Wie geht's los?

Zehn Gewohnheiten sind viel. Vor allem, wenn du sie alle auf einmal ändern möchtest. Dieser Plan ist leider zum Scheitern verurteilt, denn der Mensch ist ein Gewohnheitstier mit beschränkter Willenskraft. Zerrst du mit einem Mal aus allen Richtungen an dir selbst, fällst du sofort in alte Laster zurück. Wenn das Leben dich überfordert, ist eine Tafel Schokolade eben schnell angebissen. Egal, wie gut oder schlecht deine Ernährung bisher ist, wähle für den Anfang nicht mehr als zwei oder drei Gewohnheiten aus. Falls dir auch das schwerfällt, fang nur mit einer an. Jede Veränderung ist eine Herausforderung für Leib und Seele. Reduzierst du Zucker oder Getreide in deiner Ernährung, wird dich dein Körper das mit Entzugserscheinungen spüren lassen. Auch vom Kopf her sind Veränderungen schwierig. Du musst dir alte Denkmuster abgewöhnen, die lange eingefahren waren. Gib dir dafür Zeit. Neue Routinen müssen sich erst einspielen. Rechne mit 30 Tagen, um eine neue Gewohnheit zu etablieren. Wobei das nur ein Richtwert ist. Manches wirst du nach zwei Wochen verinnerlicht haben, für andere Veränderungen wirst du zwei Monate brauchen. Anschließend kannst du dich den nächsten Gewohnheiten widmen.

Falls du noch nicht weißt, wo du anfangen sollst, empfehlen wir folgende Prioritäten, die sich auch aus der Reihenfolge der Kapitel in diesem Buch ergeben:

1. Wasser trinken: Aus unserer Sicht ist dies der größte Hebel auf dem Weg zur gesunden Ernährung. Wer bisher viel Limonade und Säfte trinkt, spart mit Wasser Unmengen an Zucker und Kalorien ein, die sowieso nicht satt machen. Manche unserer Leser und Freunde berichten, nur aufgrund dieser Änderung schon einige Kilos abgenommen zu haben.

2. Meide Süßigkeiten, Kuchen und Eiscreme: Diese Gewohnheit ist schon etwas schwieriger umzusetzen, da viele Menschen auf ihre Leckereien nicht verzichten wollen. Aber wir können nicht genug betonen, wie groß der Einfluss dieser Zuckerbomben auf unser Körpergewicht ist. Eine gute Ergänzung wäre nicht mehr süß zu frühstücken.

3. Reduziere Brot und Nudeln: Wie du weißt, geht Getreide tendenziell auf unsere Hüften und das meiste Getreide in unserer Ernährung stammt aus Brot und Nudeln. Um Kohlenhydrate zu reduzieren, würde der Verzicht dieser beiden Lebensmittel die größtmögliche Wirkung erzielen.

Falls du dir nun versprichst, morgen damit anzufangen, solltest du an dieser Stelle kurz innehalten. „Morgen fange ich an" ist eine Falle, in die viele Menschen tappen. *Morgen* ist ein ganz schlechter Tag für Veränderungen. Es zählt nur *heute*. Beginne heute – jetzt sofort – mit deinen neuen Gewohnheiten. Jetzt ist deine Motivation am größten. Wenn du dich jetzt nicht dazu überwinden kannst, wird es morgen erst recht nichts.

Mach dir das Leben leicht

Dass viele Menschen mit ihrer Ernährung zu kämpfen haben, ist u. a. auf ihr Umfeld zurückzuführen: Ungesunde Lebensmittel sind praktisch immer und überall verfügbar. In der Stadt gibt es alle paar hundert Meter einen Kiosk, Spätshop oder ein Fast-Food-Bistro, wo man nur ungesunde Snacks kaufen kann, weil diese billig, lange haltbar und schnell zu verzehren sind. Auch nach einem Bäcker bzw. Back-Shop muss man nie lange suchen. Diese verleiten uns dazu, süße Teilchen und Kuchen zu essen. An der Supermarktkasse werden uns ungesunde Snacks regelrecht aufgedrängt. Dort liegt die sogenannte Quengelware. Das bedeutet, Kinder quengeln solange herum, bis ihre Eltern ihnen eine Süßigkeit kaufen. Aber auch ohne Kinder werden Menschen an der Kasse schwach, denn da ist ihre Willenskraft gering und sie können nicht weg. Gegen dieses Umfeld außerhalb unserer eigenen vier Wände können wir nicht mehr tun, als uns auf solche Situationen vorzubereiten, indem wir gesunde Snacks mitnehmen oder uns satt essen, bevor wir in ein Umfeld kommen, das wir nicht kontrollieren können.

Etwas besser sieht es in unserem Haushalt aus. Diesen können wir kontrollieren, müssen es aber auch wirklich tun. Wer sich mit ungesunder Ernährung herumplagt, darf sich nicht selbst in Versuchung führen. Vor allem Patrick weiß aus eigener Erfahrung: Jeden ungesunden Snack, den er zu Hause hat, wird er früher oder später essen. Meistens früher als später! Die einzig sinnvolle Maßnahme ist deshalb keine Süßigkeiten im Haushalt zu haben. Keine Eiscreme, keinen Kuchen, keine Cookies, keine Desserts, keinen Schokoaufstrich, kein gezuckertes Müsli. Patrick würde es alles essen. Stattdessen achtet er darauf, stets gesunde Lebensmittel auf Vorrat zu haben. So macht er es sich selbst leichter, sich gesund zu ernähren, wenn der Appetit kommt.

Hier sind noch ein paar Möglichkeiten, dir das Leben leichter zu machen:

- Bitte deine Familie, dir keine Süßigkeiten mehr zu schenken. Sage ihnen vor dem nächsten Anlass, dass sie dir mit ihrer Rücksicht helfen würden.
- Gehe Umwege, um verlockende Läden zu meiden.

- Meide im Supermarkt die Regale mit den „gefährlichen“ Produkten. Kaufe stattdessen nur in den äußeren Gängen ein, wo Obst, Gemüse, Käse und Fleisch angeboten werden.
- Iss etwas, *bevor* du einkaufen gehst. Du solltest keinesfalls mit knurrendem Magen im Supermarkt stehen, sonst triffst du unvernünftige Entscheidungen.
- Lege dir eine Grundausstattung für die Küche zu, sodass du in der Lage bist frische Mahlzeiten zu kochen.
- Recherchiere ausreichend Rezepte, die du jederzeit kochen kannst. Wir empfehlen unsere Healthy-Habits-Rezepte: www.healthyhabits.de/rezepte/.
- Involviere deine Mitmenschen. Kläre sie darüber auf, wie du dich ernähren möchtest und nimm ihre Unterstützung an.

Alles in allem geht es darum, nicht auf deine Willenskraft zu vertrauen, sondern deine Umgebung für einen gesunden Lifestyle einzurichten. Nur so werden gesunde Gewohnheiten möglich. Wer schlank und gesund sein will, muss leben wie ein schlanker und gesunder Mensch.

Es ist jedoch klar, dass du nicht alle Gewohnheiten zu 100 Prozent umsetzen kannst. Das schaffen wir selbst nicht bzw. versuchen es gar nicht erst. Das Leben besteht nun mal aus Kompromissen. Sie sollten nicht allzu faul sein, aber hier und da kann man schon mal von dem besten Weg abweichen. Wir selbst ernähren uns zu etwa 80 Prozent konsequent gesund. Wir essen mal einen Auflauf mit Nudeln, frühstücken gern Brötchen und an manchen Tagen gibt es auch ein Stück Kuchen. Aus unserer Erfahrung bleibt man auch mit diesem 80-Prozent-Ansatz schlank. Aber letztendlich hängt alles davon ab, was du erreichen willst. Wir möchten uns in unserer Haut wohlfühlen, fit und gesund sein, den Bauch nicht einziehen müssen und uns gern auf Fotos ansehen. Gleichzeitig möchten wir uns nicht ständig maßregeln und wollen auch mal etwas genießen. Das klappt mit einer Konsequenz von 80 Prozent.

Ist dein Ziel allerdings ein Beach Body mit Sixpack, dann musst du mehr machen. Unser Fitness-Trainer gestand einmal ein, dass auch er nicht ganz konsequent sei. Er würde nachmittags schon mal eine Scheibe Vollkornbrot essen. Da mussten wir schmunzeln. Das ist für ihn schon eine Ausnahme. Er ist eben mit Leib und Seele Fitness-Trainer. Er möchte sich sportlich immer weiter verbessern und noch den einen zusätzlichen Liegestütz rausholen. Das geht nicht mit einer 80-Prozent-Ernährung. Du musst deine Ziele kennen und diese dann mit deiner Ernährung in Einklang bringen. Was willst du erreichen – und was bist du bereit dafür zu investieren? Einen Fitness-Trainer-Körper gibt es nicht mit Pasta in Käse-Sahne-Sauce. Aber das ist auch nicht notwendig. Wenn deine Ziele weniger anspruchsvoll sind, kannst du etwas weniger streng mit dir sein, und dir neben den gesunden Gewohnheiten ein paar Ausnahmen erlauben.

Wenn du mal nicht weiter weißt bzw. dich fragst, ob ein bestimmtes Verhalten gesund ist oder nicht, frage dich: Wie natürlich ist das, was ich tue? Esse ich ein echtes Lebensmittel, bewege ich mich auf natürliche Weise oder versuche ich irgendwie abzukürzen, indem ich ein Fertigprodukt esse oder mir einen Bauchweg-Gürtel umschnalle? Die Natürlichkeit sollte immer im Vordergrund stehen. Alles andere muss man nicht verdammen, aber zumindest in Frage stellen. Ebenfalls hilfreich ist die Frage, ob du deine Lebensweise auch deinem Kind empfehlen würdest. Wenn nicht, ist das Verhalten wahrscheinlich auch für dich nicht gesund.

Die Lebensmittelampel

In diesem Buch erwähnen wir eine Menge Lebensmittel, auf die du verzichten solltest. Vielleicht hattest du schon das Gefühl, gar nichts mehr essen zu dürfen. Das stimmt natürlich nicht, aber wir verstehen diesen Gedanken. Um dir das Leben etwas leichter zu machen, möchten wir dir zum Schluss noch eine Übersicht bieten, die dir helfen soll die gesündesten Lebensmittel auszuwählen.

Grundsätzlich empfehlen wir, echte Lebensmittel zu essen, das heißt frische Nahrung, die du unverarbeitet essen kannst oder selbst zubereiten musst. Je weniger verarbeitet ein Lebensmittel ist, desto besser. Dabei sollten Pflanzen die Hauptrolle spielen und tierische Produkte die Beilage bilden (wobei du sie auch komplett weglassen könntest). Wichtig ist auch nicht immer das Gleiche zu essen, sondern Abwechslung auf den Teller zu bringen, um deinen Körper bestmöglich mit Nährstoffen zu versorgen. So vermeidest du einseitige Ernährung und Langeweile. Folglich sollten nicht nur wenige Lebensmittel deine Ernährung dominieren. Im Folgenden findest du eine ausführliche, wenn auch nicht vollständige, Liste an Lebensmitteln, die wir wie eine Ampel farblich kennzeichnen:

Grün: Unbegrenzt essen

Die „grünen“ Lebensmittel zeichnen sich überwiegend durch eine geringe Energiedichte sowie viele Nähr- und Ballaststoffe aus. Dadurch sättigen die enthaltenen Kalorien sehr gut. Du kannst davon so viel essen, wie du möchtest. Wahrscheinlich wirst du längst satt sein, bevor du eine empfohlene Kalorienmenge verzehrt hast. Möglicherweise musst du mehr als drei Mahlzeiten essen, wenn du nur grüne Lebensmittel isst, da sie aufgrund ihrer geringen Energiedichte nicht lange vorhalten. Aber gesünder geht's nicht! Achte nur auf die Mischung, sodass du viel Abwechslung hast. Je bunter der Teller, desto besser.

- Aubergine
- Avocado
- Blattsalate, z. B. Feldsalat, Kopfsalat, Rucola
- Brokkoli
- Gewürze, z. B. Chili, Muskatnuss, Oregano, Zimt
- Gurke
- Karotten
- Kohl, z. B. Blumenkohl, Grünkohl, Rosenkohl, Wirsing
- Kohlrabi
- Kokosnuss
- Kräuter, z. B. Basilikum, Minze, Petersilie, Tiefkühlkräuter
- Kürbis
- Leinsamen (gemahlen)
- Oliven
- Paprika
- Pilze
- Porree
- Radieschen
- Spargel
- Tomaten
- Wasser
- Zucchini

Gelb: In Maßen essen

Alles, was im gelben Bereich steht, ist aus unserer Sicht immer noch gesund. Viel gesünder als alles, was die Mehrheit der Menschen jeden Tag verzehrt. Falls du dich bisher schlecht ernährst, sind diese Lebensmittel wahrscheinlich schon ein großer Fortschritt für dich. Sie sollen durch die Farbe Gelb nicht den Makel des Ungesunden erhalten. Die Farbe soll lediglich signalisieren, dass du hiervon nicht unbegrenzt viel essen solltest. In dieser Kategorie ist Abwechslung noch wichtiger. Es hat verschiedene Gründe, weshalb diese Lebensmittel hier und nicht in der grünen Kategorie gelandet sind. Hülsenfrüchte und Pseudogetreide enthalten z. B. viele Kohlenhydrate, tierische Produkte möchten wir grundsätzlich nicht zum unbegrenzten Verzehr empfehlen. Nüsse hingegen haben eine so hohe Energiedichte, dass man davon schnell ungewollt zu viel isst.

- Eier
- Fisch, Fleisch (nicht aus Massentierhaltung)
- Grüne Smoothies (selbst gemacht)
- Haferflocken
- Hülsenfrüchte, z. B. Bohnen, Erbsen, Erdnüsse, Kichererbsen, Linsen, Mais
- Kaffee
- Kartoffeln
- Milchersatz (ungesüßt), z. B. Hafermilch, Kokosmilch, Mandelmilch
- Milchprodukte, z. B. Butter, Käse, Naturjoghurt, Quark
- Nüsse/Kerne, z. B. Haselnüsse, Kürbiskerne, Mandeln, Walnüsse

- Obst, z. B. Äpfel, Beeren, Orangen
- Öle, z. B. Kokosöl, Leinöl, Olivenöl, Rapsöl, Sesamöl
- Pseudogetreide, z. B. Amaranth, Buchweizen, Chia, Quinoa
- Reis
- Sojaprodukte, z. B. Sojabohnen, Tempeh, Tofu
- Süßkartoffeln
- Tee
- Vollkornbrot
- Wein

Rot: Selten essen

Wenn du abnehmen möchtest, solltest du die „roten" Lebensmittel möglichst selten essen, am besten gar nicht. Aus unserer Sicht schaden sie mehr, als dass sie nutzen. Das heißt allerdings nicht, dass du konsequent auf sie verzichten musst. Wir gehen auch manchmal über eine rote Ampel. Das sollten wir zwar nicht tun, machen's aber trotzdem – müssen dabei allerdings deutlich mehr Vorsicht walten lassen als bei Grün oder Gelb. So ist es auch bei den Lebensmitteln. Man kann diese roten Lebensmittel essen, aber muss aufpassen, dass es bei Ausnahmen bleibt und man nicht das ganze Nutella-Glas verputzt, bevor der Tag vorbei ist.

- Alkoholika mit vielen Kalorien, z. B. Bier, Cocktails, Liköre
- Frittierte Speisen
- Getreidemehl, Kartoffelstärke, Maismehl, Maisstärke
- Getreideprodukte, z. B. Brot, Pasta, Pizza, Teigwaren
- Industriell verarbeitete Produkte

- Süße Getränke, z. B. Eistees, Limonaden, Säfte
- Süßer Brotaufstrich, z. B. Marmelade, Schokoaufstrich
- Süßigkeiten, z. B. Eiscreme, Kekse, Kuchen, Schokolade

Wenn du dich an diese Ampel hältst, sind wir überzeugt, dass sich dein Gewicht auf einem gesunden Niveau einpendeln wird. Gib deinem Körper das richtige Essen und er wird wissen, was er damit anstellen soll.

Der Kurs zum Buch

Du bist nun am Ende dieses Buchs angelangt. Bevor du es zur Seite legst, möchten wir dir noch einen Tipp mit auf den Weg geben. Wir wissen, dass Menschen sich schwer damit tun, allein eine große Veränderung anzustoßen. Es ist sehr wahrscheinlich, dass du dieses Buch zuschlägst, ohne dein Verhalten spürbar zu ändern. Wir sind eben alle ein bisschen träge, das ist völlig normal.

Allerdings wollen wir es darauf nicht beruhen lassen. Daher haben wir einen E-Mail-Kurs entworfen, der dich dabei unterstützt die zehn Gewohnheiten dieses Buchs umzusetzen. Der Kurs dauert insgesamt 10 Wochen. Jede Woche schicken wir dir zwei bis drei E-Mails, die jeweils eine konkrete Aufgabe enthalten. Manche davon beanspruchen etwas mehr Zeit, andere weniger. Bei allen Aufgaben geht es uns darum, dein Verhalten zu ändern. Wir erwarten regelmäßige Rückmeldungen von dir und beantworten jede deiner Nachrichten.

www.healthyhabits.de/abgespeckt-kurs

Alle Teilnehmer erhalten „Abgespeckt“ kostenlos als eBook dazu. Da du das Buch bereits gekauft hast, möchten wir dir einen Rabatt in Höhe des eBook-Kaufpreises anbieten. Mit dem Gutscheincode ABGESPECKT699 werden beim Online-Kauf 6,99 Euro vom Kaufpreis abgezogen.

Hast du noch Fragen zum Kurs oder zu diesem Buch? Schreib uns eine E-Mail an abnehmen@healthyhabits.de.

Zuckerfreie Frühstücksrezepte

Wir danken dir dafür, dass du dieses Buch bis zum Ende gelesen hast. Das heißt, es hat vermutlich seinen Zweck erfüllt und du konntest etwas mitnehmen. Wenn du dieses Buch empfehlenswert findest, würdest du uns sehr damit helfen, wenn du es bei amazon.de bewertest. Rezensionen führen dazu, dass gute Bücher dort gelistet werden, wo sie hingehören, und zwar weit oben.

Es ist ganz leicht: Suche bei amazon nach „Abgespeckt", klicke auf das Buch und dann auf „Kundenrezension verfassen". Schreibe in wenigen Sätzen, was dir an dem Buch gefällt (oder was nicht) oder wie es dir geholfen hat.

Als Dankeschön erhältst du unsere zuckerfreien Frühstücksrezepte im Wert von 3,99 Euro kostenlos. Nachdem du eine Rezension hinterlassen hast, schreibe bitte eine E-Mail an abnehmen@healthyhabits.de. Anschließend lassen wir dir unsere Rezepte zukommen. Wir danken dir schon einmal für deine Zeit, die du in eine Bewertung investierst. Du hilfst uns damit sehr.

31861888R00056

Printed in Poland
by Amazon Fulfillment
Poland Sp. z o.o., Wrocław